DER 4-WOCHEN-RESET BEI HASHIMOTO

Mehr Energie, innere Ruhe und eine gesunde Schilddrüse – dank Rezepten, Wochenplänen und ganzheitlichen Strategien, die sich leicht in den Alltag integrieren lassen

Mary Walker - Niklas Weissberg

COPYRIGHT

Inhaltsübersicht

Willkommen bei Ihrem Hashimoto-Leitfaden

Lassen Sie mich zunächst sagen: **Sie sind nicht allein.** Wenn Sie dies lesen, stehen die Chancen gut, dass Sie sich mit den Herausforderungen der Hashimoto-Thyreoiditis auseinandergesetzt haben - vielleicht fühlen Sie sich überfordert, frustriert oder sogar unsicher, welche Schritte Sie als nächstes unternehmen sollen. Ich bin hier, um Ihnen zu sagen, dass das nicht so sein muss. Dieses Buch wurde mit einem Ziel vor Augen geschrieben: Ihnen praktische Hilfsmittel, köstliche Rezepte und umsetzbare Strategien an die Hand zu geben, die Ihnen helfen, die Kontrolle über Ihre Gesundheit zurückzugewinnen und trotz Hashimoto zu gedeihen.

Das Hashimoto-Syndrom ist eine Reise, und auch wenn Sie sich diesen Weg nicht ausgesucht haben, können Sie ihn mit Zuversicht beschreiten. Dieser Leitfaden soll diese Reise vereinfachen und es Ihnen erleichtern, sinnvolle Veränderungen vorzunehmen, die Ihre Schilddrüse unterstützen, Entzündungen reduzieren und Ihr allgemeines Wohlbefinden steigern. Gemeinsam werden wir neue Strategien erkunden, kleine, aber wirkungsvolle Veränderungen vornehmen und einen Fahrplan für nachhaltige gesundheitliche Verbesserungen erstellen.

Was dieses Buch für Sie tun wird

Dies ist nicht nur ein weiteres Kochbuch oder ein Gesundheitsratgeber - es ist ein umfassendes Hilfsmittel, das Ihnen helfen soll, das Hashimoto-Syndrom ganzheitlich zu verstehen und zu behandeln. Gemeinsam werden wir drei Kernbereiche erforschen:

Ernährung: Erfahren Sie, wie Sie mit den richtigen Lebensmitteln Entzündungen reduzieren, Hormone ausgleichen und Ihre Schilddrüse unterstützen können. Von nährstoffreichen Mahlzeiten über sättigende Snacks bis hin zu beruhigenden Getränken finden Sie hier Rezepte, die auf Ihre Bedürfnisse zugeschnitten sind. Ob es sich um ein energiereiches Frühstück für den Start in den Tag oder einen beruhigenden Tee zum Ausklang des Abends handelt, jedes Rezept wurde mit Absicht und Sorgfalt zusammengestellt.

Lebensstil: Entdecken Sie, wie Stressbewältigung, Schlaf und Bewegung eine entscheidende Rolle auf Ihrem Heilungsweg spielen. Ich vermittle Ihnen einfache, praktische Strategien, die sich in Ihr Leben einfügen - und nicht andersherum. Bei diesen Praktiken geht es nicht nur um die Bekämpfung von Symptomen, sondern darum, ein Leben zu schaffen, in dem Sie sich kraftvoll und energiegeladen fühlen.

Gesundheitsmanagement: Wissen ist Macht, und dieses Buch wird Ihnen das nötige Selbstvertrauen geben, um fundierte Entscheidungen zu treffen. Sie werden lernen, wie Sie Ihre Fortschritte verfolgen, Verbesserungen erkennen und Meilensteine feiern können.

Warum Ernährung und Lebensstil wichtig sind

Das Hashimoto-Syndrom ist mehr als eine Schilddrüsenerkrankung; es ist eine komplexe Autoimmunerkrankung, die einen vielschichtigen Ansatz erfordert. Während Medikamente oft notwendig sind, können Änderungen der Ernährung und des Lebensstils Ihre Lebensqualität erheblich verbessern. Die Forschung zeigt, dass die Verringerung von Entzündungen, die Bewältigung von Stress und die Bevorzugung nährstoffreicher Lebensmittel dazu beitragen können, Symptome wie Müdigkeit, Gehirnnebel und Gewichtszunahme zu lindern. Indem Sie die Ursachen und Auslöser angehen, geben Sie Ihrem Körper die besten Chancen auf Heilung und Wohlbefinden.

Gut zu essen und bewusst zu leben bedeutet nicht nur, strenge Regeln zu befolgen. Es geht darum, dass Sie lernen, auf Ihren Körper zu hören, seine Bedürfnisse zu verstehen und Entscheidungen zu treffen, die Ihre einzigartige Gesundheitsreise unterstützen. Dieses Buch gibt den Rahmen vor, aber Sie haben es in der Hand, ihn zu Ihrem eigenen zu machen.

Wie man dieses Buch benutzt

Die Navigation in diesem Buch ist einfach und intuitiv. Hier ist eine Kurzanleitung, die Ihnen hilft, das Beste daraus zu machen:

Teil 1: Das Hashimoto-Syndrom verstehen - Lernen Sie Ihre Schilddrüse kennen, erfahren Sie, was passiert, wenn das Hashimoto-Syndrom ausbricht, und warum ein ganzheitlicher Ansatz wichtig ist. Dieses grundlegende Wissen wird Ihnen helfen, sich besser informiert und selbstbewusst zu fühlen, wenn Sie Entscheidungen über Ihre Gesundheit treffen.

Teil 2: Ernährung bei Hashimoto - Tauchen Sie ein in die Wissenschaft der Lebensmittel als Medizin und lernen Sie die Nährstoffe kennen, nach denen Ihre Schilddrüse verlangt. Dieser Teil enthält auch Tipps für die Zubereitung von Mahlzeiten und die Auswahl von Zutaten, die Ihren Bedürfnissen am besten entsprechen.

Teil 3: Das Hashimoto-Kochbuch - Hier finden Sie eine Vielzahl von Rezepten für jede Mahlzeit, jeden Snack und jedes Getränk, die alle köstlich und gesundheitsfördernd sein sollen. Zu jedem Rezept gibt es praktische Tipps, damit das Kochen Spaß macht und stressfrei ist.

Teil 4: Lifestyle-Strategien für ein gesundes Leben - Entdecken Sie Tipps zur Stressbewältigung, zur Verbesserung des Schlafs und zum Aufbau nachhaltiger Gewohnheiten. Außerdem finden Sie Hinweise, wie Sie Achtsamkeit und Bewegung in Ihren Alltag einbauen können.

Teil 5: Ressourcen und Hilfsmittel - Dieser Abschnitt vereinfacht die Zubereitung von Mahlzeiten mit detaillierten 28-Tage-Mahlzeitenplänen und Einkaufslisten, die Ihnen helfen, ausgewogene, schilddrüsenfreundliche Mahlzeiten zuzubereiten. Eine Umrechnungstabelle für das US-amerikanische, das imperiale und das metrische System ist ebenfalls enthalten, um die Anpassung der Rezepte zu erleichtern.

Klein anfangen, groß denken

Veränderungen können sich überwältigend anfühlen, vor allem, wenn man mit einer chronischen Krankheit zu tun hat. Deshalb ermutige ich Sie, einen Schritt nach dem anderen zu tun. Beginnen Sie mit einem einzigen Rezept, einer neuen Schlafenszeit oder einer Extraportion Grünzeug beim Abendessen. Nach und nach werden sich diese kleinen Veränderungen summieren und ein Fundament von Gewohnheiten schaffen, die Ihre Gesundheit langfristig unterstützen.

Sie müssen nicht alles auf einmal machen. Dieses Buch ist so konzipiert, dass es mit Ihnen wächst und Sie auf Ihrem Weg begleitet und inspiriert. Denken Sie daran: Fortschritt, nicht Perfektion, ist das Ziel. Feiern Sie jeden Schritt, den Sie machen, auch wenn er noch so klein erscheint. Jede positive Entscheidung ist ein Sieg für Ihre Gesundheit und Ihr Wohlbefinden.

Nehmen Sie sich die Zeit, jeden Abschnitt dieses Buches zu erkunden, und scheuen Sie sich nicht, die Kapitel im Laufe Ihrer Reise erneut zu lesen. Lassen Sie diesen Leitfaden Ihr Begleiter, Ihr Anfeuerer und Ihre Motivationsquelle sein. Lassen Sie uns diese Reise gemeinsam antreten, einen Schritt - und eine Mahlzeit - nach der anderen. Ihr Weg zu mehr Gesundheit beginnt hier, und es ist mir eine Ehre, ihn mit Ihnen zu gehen.

Teil 1: Das Hashimoto-Syndrom verstehen

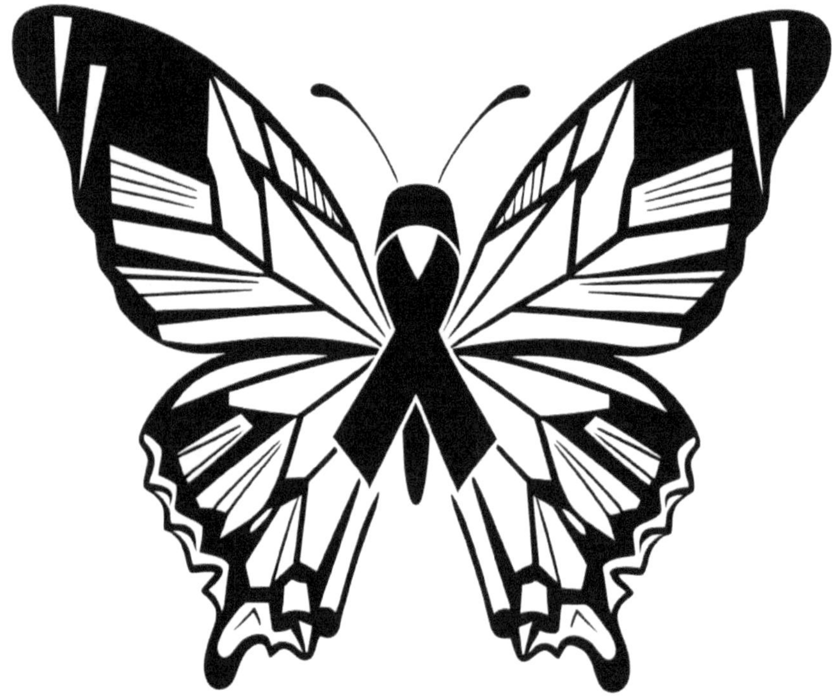

Die Grundlagen der Schilddrüse

Die Schilddrüse mag klein sein, aber sie spielt eine große Rolle in Ihrem Körper. Diese schmetterlingsförmige Drüse befindet sich an der Basis Ihres Halses und ist eine Art Kommandozentrale für Ihren Stoffwechsel. Ihre Hauptaufgabe? Sie produziert Hormone, die wichtige Funktionen wie das Energieniveau Ihres Körpers, die Temperatur und die Effizienz der Kalorienverbrennung regulieren. Diese unscheinbare Drüse ist ein Kraftpaket, das im Verborgenen arbeitet, um Ihren Körper im Gleichgewicht zu halten und optimal funktionieren zu lassen.

Wenn die Schilddrüse gut funktioniert, denken Sie wahrscheinlich nicht viel über sie nach. Wenn ihre Funktion jedoch gestört ist, wie im Fall der Hashimoto-Thyreoiditis, können sich die Auswirkungen auf Ihr gesamtes System auswirken und nicht nur Ihre Gesundheit, sondern auch Ihre allgemeine Lebensqualität beeinträchtigen. Von subtilen Symptomen wie Energielosigkeit bis hin zu offensichtlichen Anzeichen wie Gewichtszunahme oder Hirnnebel kann eine Schilddrüsenunterfunktion nahezu jeden Aspekt Ihres täglichen Lebens beeinflussen.

Was macht die Schilddrüse?

Ihre Schilddrüse produziert zwei Haupthormone: **Thyroxin (T4)** und **Trijodthyronin (T3)**. Diese Hormone beeinflussen fast jede Zelle in Ihrem Körper. Ohne diese lebenswichtigen Botenstoffe hätte Ihr Körper Schwierigkeiten, auch nur seine grundlegendsten Funktionen aufrechtzuerhalten. Hier sind einige der wichtigsten Prozesse, die sie regulieren:

Stoffwechsel: Ihre Schilddrüse steuert die Geschwindigkeit, mit der Ihr Körper Nahrung in Energie umwandelt. Dieser Prozess hat direkten Einfluss auf Ihr Gewicht, Ihr Energieniveau und Ihre allgemeine Vitalität. Eine träge Schilddrüse kann einen langsameren Stoffwechsel bedeuten, was das Gewichtsmanagement erschwert.

Energieproduktion: Die Schilddrüse trägt dazu bei, dass Ihr Körper die Energie hat, die er zum Funktionieren braucht. Wenn sie unteraktiv ist, werden Müdigkeit und Trägheit zu einem täglichen Kampf, so dass Sie sich selbst nach einer durchgeschlafenen Nacht ausgelaugt fühlen.

Temperaturregelung: Haben Sie sich schon einmal kalt gefühlt, wenn andere es nicht tun? Das könnte an der Arbeit Ihrer Schilddrüse liegen. Sie trägt zur Aufrechterhaltung des körpereigenen Thermostats bei und sorgt dafür, dass Sie warm genug bleiben, um richtig zu funktionieren.

Gesundheit von Herz und Gehirn: Schilddrüsenhormone beeinflussen die Herzfrequenz und die Leistungsfähigkeit des Herz-Kreislauf-Systems und sorgen dafür, dass Ihr Herz in einem gleichmäßigen, gesunden Rhythmus schlägt. Sie spielen auch eine entscheidende Rolle für die Gehirnfunktion und beeinflussen alles von der Konzentration und dem Gedächtnis bis hin zur Stimmungsstabilität.

Ihre Schilddrüse ist ein Kraftwerk, das dafür sorgt, dass die Systeme Ihres Körpers harmonisch funktionieren. Wenn mit dieser Drüse etwas nicht stimmt, kann das weitreichende Auswirkungen haben und sowohl Ihre körperliche als auch Ihre geistige Gesundheit auf tiefgreifende Weise beeinträchtigen.

Wie unterscheidet sich das Hashimoto-Syndrom?

Bei der Hashimoto-Thyreoiditis handelt es sich nicht nur um ein Schilddrüsenproblem, sondern um eine Autoimmunerkrankung. Im Gegensatz zu anderen Schilddrüsenproblemen wie einer Schilddrüsenüberfunktion oder einer nicht autoimmunen Schilddrüsenunterfunktion greift das Immunsystem bei der Hashimoto-Thyreoiditis irrtümlich das Schilddrüsengewebe an. Im Laufe der Zeit kann dieser chronische Angriff zu Entzündungen und einer Unterfunktion der Schilddrüse (Hypothyreose) führen. Dieser Autoimmunaspekt macht das Hashimoto-Syndrom so einzigartig und erfordert einen umfassenderen Behandlungsansatz.

So unterscheidet sie sich von anderen Schilddrüsenerkrankungen:

Hyperthyreose: Bei dieser Erkrankung ist die Schilddrüse überaktiv, was zu Symptomen wie Herzrasen, Angstzuständen und Gewichtsverlust führt. Bei der Hashimoto-Krankheit hingegen ist das Gegenteil der Fall: eine Schilddrüsenunterfunktion, die zu einer Verlangsamung der Körperfunktionen führt.

Nicht-autoimmune Hypothyreose: Hierbei handelt es sich um eine Schilddrüsenunterfunktion, die durch Faktoren wie Jodmangel oder bestimmte Medikamente verursacht wird, aber keinen Angriff des Immunsystems auf die Schilddrüse wie bei der Hashimoto-Krankheit beinhaltet. Die zugrunde liegende Ursache ist eine andere, was bedeutet, dass auch die Behandlung und die langfristigen Managementstrategien unterschiedlich sind.

Schilddrüsenknötchen oder Krebs: Bei diesen Erkrankungen handelt es sich um Wucherungen in der Schilddrüse, die nichts mit der Immunreaktion beim Hashimoto-Syndrom zu tun haben. Sie sind zwar ernst, unterscheiden sich aber sowohl in den Symptomen als auch in den zugrunde liegenden Mechanismen.

Was ist eine Autoimmunkrankheit?

Eine Autoimmunerkrankung tritt auf, wenn das körpereigene Immunsystem, das Sie vor schädlichen Eindringlingen wie Bakterien und Viren schützen soll, fälschlicherweise Ihr eigenes Gewebe angreift. Im Fall von Hashimoto sieht das Immunsystem Ihre Schilddrüse als Bedrohung an und startet einen Angriff. Im Laufe der Zeit schädigt dieser ständige Angriff die Schilddrüse, beeinträchtigt ihre Fähigkeit, Hormone zu produzieren, und stört ihre wichtigen Funktionen.

Die Ursachen von Autoimmunkrankheiten sind komplex und können eine Mischung aus genetischen Faktoren, Umweltfaktoren und Auslösern wie Stress, Infektionen oder Ernährungsempfindlichkeiten umfassen. Während die genaue Ursache des Hashimoto-Syndroms von Person zu Person variieren kann, sind die Auswirkungen auf die Schilddrüse immer gleich: Entzündung, verminderte Hormonproduktion und eine Kaskade von Symptomen, die den gesamten Körper betreffen können.

Autoimmunerkrankungen wie das Hashimoto-Syndrom bringen oft zusätzliche Herausforderungen mit sich, wie eine erhöhte Anfälligkeit für andere Autoimmunerkrankungen. Das Verständnis dieser Zusammenhänge kann der Schlüssel für ein ganzheitliches und proaktives Gesundheitsmanagement sein.

Die systemischen Auswirkungen des Hashimoto-Syndroms

Das Hashimoto-Syndrom beeinträchtigt nicht nur die Schilddrüse, sondern den gesamten Körper. Wenn die Schilddrüse unteraktiv ist, verlangsamt sich jedes System, was einen Dominoeffekt von Symptomen und Komplikationen auslöst. Häufige Symptome sind:

Chronische Müdigkeit: Einer der lähmendsten Aspekte des Hashimoto-Syndroms ist die unermüdliche Müdigkeit, die es schwer macht, den Alltag zu bewältigen. Dabei geht es nicht nur darum, sich müde zu fühlen, sondern um eine Erschöpfung, die auch nach Ruhephasen anhält.

Gewichtszunahme: Ein verlangsamter Stoffwechsel kann zu einer Gewichtszunahme führen, selbst wenn sich Ihre Ernährungs- und Bewegungsgewohnheiten nicht geändert haben. Dies kann für viele Menschen besonders frustrierend und emotional belastend sein.

Gehirnnebel: Viele Menschen mit Hashimoto-Syndrom leiden unter Konzentrationsschwierigkeiten, Vergesslichkeit und geistiger Trägheit. Diese kognitiven Beeinträchtigungen können die Arbeit, Beziehungen und das allgemeine Selbstvertrauen beeinträchtigen.

Entzündungen: Das Hashimoto-Syndrom ist von Natur aus entzündlich, was sich in Form von Gelenkschmerzen, Schwellungen oder einem allgemeinen Unwohlsein äußern kann. Entzündungen spielen auch bei vielen anderen Symptomen eine Rolle, die mit der Erkrankung einhergehen.

Stimmungsschwankungen: Depressionen, Angstzustände und Stimmungsschwankungen sind bei Hashimoto häufig, da die Schilddrüsenhormone eine entscheidende Rolle bei der Regulierung von Emotionen und psychischem Wohlbefinden spielen.

Die gute Nachricht? Das Hashimoto-Syndrom ist zwar eine chronische Erkrankung, aber **sie ist beherrschbar**. Mit der richtigen Kombination aus Medikamenten, Ernährung und Lebensstiländerungen können Sie die Schwere der Symptome verringern und Ihre Lebensqualität verbessern. Dieses Buch soll Ihnen helfen, genau das zu tun, angefangen mit dem Verständnis der Grundlagen Ihrer Schilddrüse. Indem Sie sich selbst mit Wissen und umsetzbaren Schritten ausstatten, machen Sie den ersten Schritt zur Wiedererlangung Ihrer Gesundheit und Vitalität.

Erkennen der Anzeichen

Die Hashimoto-Thyreoiditis kann sich oft wie eine unsichtbare Krankheit anfühlen, die sich schleichend mit Symptomen bemerkbar macht, die leicht abgetan oder anderen Ursachen zugeschrieben werden können. Die subtile Art ihres Auftretens macht es oft schwierig, sie zu erkennen, besonders in den frühen Stadien. Die Kenntnis dieser Anzeichen ist ein wichtiger erster Schritt, um die Kontrolle über die eigene Gesundheit zu übernehmen und sich für eine angemessene Diagnose einzusetzen. Bleibt die Krankheit unerkannt, können die Symptome des Hashimoto-Syndroms eskalieren und den Alltag zunehmend erschweren.

Häufige Symptome

Hashimoto wirkt sich zwar bei jedem Menschen anders aus, aber es gibt typische Symptome, die bei vielen Menschen auftreten. Dazu gehören:

Chronische Müdigkeit: Ein anhaltendes Gefühl der Erschöpfung, selbst nach einer durchgeschlafenen Nacht. Diese Müdigkeit kann sich überwältigend anfühlen und in keinem Verhältnis zu den Aktivitäten des Tages stehen.

Empfindlichkeit gegenüber Kälte: Ungewöhnliches Kälteempfinden, selbst in warmen Umgebungen. Dazu können kalte Hände und Füße gehören, die sich nicht zu erwärmen scheinen.

Trockene Haut: Haut, die sich trotz regelmäßiger Pflege rau, schuppig oder ungewöhnlich trocken anfühlt. Sie kann auch anfälliger für Reizungen oder Risse sein.

Haarausfall: Dünner werdendes Haar, brüchige Strähnen oder auffälliger Haarausfall. Das Ausdünnen der Augenbrauen, insbesondere an den äußeren Rändern, ist ein weiteres verräterisches Zeichen.

Gehirnnebel: Konzentrationsschwierigkeiten, Vergesslichkeit und ein allgemeines Gefühl der geistigen Trägheit. Aufgaben, die einst einfach erschienen, können schwierig und frustrierend werden.

Gewichtszunahme: Unerklärliche Gewichtszunahme, die nicht auf Diät oder Sport zurückzuführen ist. Dies kann sich besonders entmutigend anfühlen, wenn die Bemühungen zur Gewichtsabnahme wenig oder gar keine Ergebnisse bringen.

Stimmungsschwankungen: Depressionen, Angstzustände oder Stimmungsschwankungen, die in keinem Verhältnis zu den Lebensumständen zu stehen scheinen. Viele Menschen berichten von Reizbarkeit oder Traurigkeit ohne offensichtlichen Grund.

Muskelschwäche und Gelenkschmerzen: Allgemeine Muskelschwäche und -schmerzen sowie Steifheit oder Unbehagen in den Gelenken sind ebenfalls häufige, aber weniger bekannte Symptome.

Frühe vs. fortgeschrittene Symptome

Im Anfangsstadium können die Symptome des Hashimoto-Syndroms unauffällig und leicht zu übersehen sein. Sie fühlen sich vielleicht ein wenig müder als sonst oder bemerken, dass Ihre Haut etwas trockener ist. Diese Anzeichen treten im Alltag oft in den Hintergrund und kann über Monate oder sogar Jahre hinweg unbemerkt bleiben. Mit fortschreitender Erkrankung und zunehmender Beeinträchtigung der Schilddrüsenfunktion können sich diese Symptome jedoch verstärken und vervielfachen und sowohl die körperliche als auch die geistige Gesundheit beeinträchtigen:

Frühsymptome:

- Leichte Müdigkeit, die sich beherrschbar, aber anhaltend anfühlt.
- Leichte Kälteempfindlichkeit, insbesondere der Extremitäten.
- Subtile Veränderungen der Stimmung oder des Energieniveaus werden oft auf Stress oder Lebensstilfaktoren zurückgeführt.

Fortgeschrittene Symptome:

- Schwere Müdigkeit, die das tägliche Leben beeinträchtigt und sich unüberwindbar anfühlt.
- Spürbare Gewichtszunahme trotz unveränderter Lebensweise oder Ernährung.
- dünner werdendes Haar oder kahle Stellen, die das Selbstwertgefühl und das Selbstvertrauen beeinträchtigen.
- Anhaltender Gehirnnebel und Gedächtnisprobleme erschweren die Konzentration bei der Arbeit oder in der Schule.
- Erhöhte Kälteempfindlichkeit, die den Komfort und die täglichen Aktivitäten beeinträchtigt.

- Depressionen, Angstzustände und ein Gefühl der emotionalen Instabilität.

Das frühzeitige Erkennen dieser Veränderungen und das Verständnis für das Fortschreiten der Symptome kann Ihnen helfen, Hashimoto zu erkennen und einen Arzt aufzusuchen, bevor schwerwiegendere Komplikationen auftreten.

Häufige Fehldiagnosen

Eine der Herausforderungen beim Hashimoto-Syndrom besteht darin, dass seine Symptome oft die anderer Erkrankungen nachahmen. Diese Überschneidungen können zu Verzögerungen bei der Diagnose oder sogar zu falschen Behandlungen führen, wodurch sich der Weg zur Linderung und zur wirksamen Behandlung der Erkrankung verlängert.

Häufig mit dem Hashimoto-Syndrom verwechselte Erkrankungen

Hier sind einige der häufigsten Erkrankungen, die fälschlicherweise für das Hashimoto-Syndrom gehalten werden, und wie sie sich überschneiden:

Depressionen: Das Hashimoto-Syndrom äußert sich häufig durch körperliche Symptome wie Kälteempfindlichkeit, trockene Haut und Haarausfall, die nicht typisch für Depressionen sind. Antidepressiva können die Ursache des hormonellen Ungleichgewichts nicht beheben.

Fibromyalgie: Die Fibromyalgie ist in erster Linie durch weit verbreitete Muskel-Skelett-Schmerzen gekennzeichnet, während die Hashimoto-Krankheit eher metabolische und hormonelle Symptome aufweist, die durch Bluttests festgestellt werden.

Chronisches Müdigkeitssyndrom (CFS): Beim CFS fehlen die hormonellen und metabolischen Marker des Hashimoto-Syndroms, wie z. B. erhöhte TSH-Werte oder Schilddrüsenantikörper, und es treten keine körperlichen Symptome wie Haarausfall und Kälteempfindlichkeit auf.

Perimenopause oder Menopause: Die Menopause ist mit einem Rückgang der Fortpflanzungshormone verbunden, während die Hashimoto-Krankheit die Schilddrüsenhormone beeinflusst und zusätzliche systemische Symptome wie Gelenkschmerzen und Gewichtszunahme mit sich bringt.

Angstzustände: Hashimoto-induzierte Angstzustände werden oft von körperlichen Symptomen wie Gewichtszunahme, Kälteunverträglichkeit und trockener Haut begleitet, die bei Angststörungen in der Regel nicht auftreten.

Vitaminmängel: Ein Mangel an Vitaminen wie B12 oder D kann zu Müdigkeit beitragen, verursacht aber nicht die systemischen hormonellen und entzündlichen Veränderungen, die beim Hashimoto-Syndrom auftreten.

Die Bedeutung einer präzisen Diagnose

Das Hashimoto-Syndrom erfordert einen spezifischen diagnostischen Ansatz, einschließlich einer detaillierten Analyse der Schilddrüsenfunktion durch Bluttests wie TSH, T3, T4 und Schilddrüsenantikörper (Anti-TPO und Anti-TG). Diese Tests liefern eine umfassende Momentaufnahme der Schilddrüsenfunktion und geben Aufschluss darüber, ob Ihr Immunsystem aktiv zu der Funktionsstörung beiträgt. Die Vernachlässigung dieser wichtigen Tests kann zu Fehldiagnosen führen, was wiederum zu Behandlungen führt, die nur die Symptome bekämpfen, wie z. B. Antidepressiva gegen Stimmungsschwankungen oder Schmerzmittel gegen Gelenkbeschwerden, während die eigentliche Ursache unbehandelt bleibt. Dies kann nicht nur eine angemessene Behandlung verzögern, sondern auch die Symptome verschlimmern und so den Weg zur Genesung erschweren.

TSH (schilddrüsenstimulierendes Hormon)

Was es misst: TSH ist ein von der Hirnanhangsdrüse produziertes Hormon, das der Schilddrüse signalisiert, die Hormone T3 und T4 zu produzieren. Es dient als Rückkopplungsschleife zwischen der Schilddrüse und der Hypophyse und sorgt dafür, dass die Hormonspiegel in einem gesunden Bereich gehalten werden. Bei einer Schilddrüsenunterfunktion erhöht die Hypophyse die TSH-Produktion, um die Schilddrüse anzuregen.

Wie er zu interpretieren ist: Erhöhte TSH-Werte sind ein klassischer Indikator für eine Schilddrüsenunterfunktion und signalisieren, dass die Hypophyse die Unterfunktion der Schilddrüse kompensiert. Bei der Hashimoto-Krankheit beispielsweise spiegelt ein erhöhter TSH-Wert häufig die Schwierigkeiten der Schilddrüse wider, die Anforderungen des Körpers aufgrund von Autoimmunschäden zu erfüllen. Umgekehrt können niedrige TSH-Werte auf eine Schilddrüsenüberfunktion (Hyperthyreose) oder eine Überdosierung mit Schilddrüsenhormonen hinweisen. Schwankungen des TSH-Wertes können auch durch Stress, Medikamente oder eine vorübergehende Schilddrüsenentzündung beeinflusst werden.

Worauf ein anhaltend erhöhter TSH-Wert hindeutet: Ein dauerhaft erhöhter TSH-Wert deutet auf eine chronische Hypothyreose hin, die zu Müdigkeit, Gewichtszunahme, Depressionen und anderen systemischen Symptomen führen kann. Sie können auch auf ein unbehandeltes oder unzureichend behandeltes Hashimoto-Syndrom hinweisen.

Normaler Bereich: Im Allgemeinen 0,5 - 4,5 mIU/L. Viele Experten gehen jedoch davon aus, dass der optimale Bereich für die Schilddrüsengesundheit bei Personen, die sich einer Schilddrüsenbehandlung unterziehen, zwischen 1,0 und 2,0 mIU/L liegt. Ein TSH-Wert von über 4,5 mIU/L rechtfertigt weitere Tests, um die zugrunde liegenden Ursachen zu ermitteln, während Werte von deutlich über 10 mIU/L in der Regel mit einer Schilddrüsenhormonersatztherapie behandelt werden.

Freies T4 (Thyroxin)

Was es misst: T4 ist die inaktive Vorstufe von T3, die von der Schilddrüse produziert wird. Es fungiert als Reservoir für das aktive Hormon, d. h. es liefert einen ständigen Vorrat an T4, den der Körper bei Bedarf in T3 umwandeln kann. Dieser Prozess ist entscheidend für die Aufrechterhaltung des Energieniveaus, die Regulierung des Stoffwechsels und die Unterstützung anderer wichtiger Körperfunktionen. Ohne ausreichendes T4 hat der Körper Schwierigkeiten, genügend T3 zu produzieren, was zu den weit verbreiteten Symptomen einer Hypothyreose führt.

Wie er zu interpretieren ist: Niedrige T4-Werte weisen häufig auf eine primäre Hypothyreose hin, die auf eine unzureichende Hormonproduktion der Schilddrüse selbst zurückzuführen ist. Dies ist häufig bei der Hashimoto-Krankheit der Fall, da der Autoimmunangriff die Funktionsfähigkeit der Schilddrüse allmählich verringert. Umgekehrt können erhöhte T4-Werte auf eine Schilddrüsenüberfunktion (Hyperthyreose) hindeuten, die durch Erkrankungen wie Morbus Basedow oder eine Übersupplementierung mit synthetischem Schilddrüsenhormon (Levothyroxin) entstehen kann. Um ein vollständiges Bild der Schilddrüsenfunktion zu erhalten, ist es wichtig, neben TSH auch T4 zu analysieren, denn T4 allein kann nicht feststellen, ob die Schilddrüse unter- oder überaktiv ist.

Faktoren, die den T4-Spiegel beeinflussen: Der T4-Spiegel kann auch durch äußere Faktoren wie Schwangerschaft, Stress und bestimmte Medikamente, einschließlich Kortikosteroide und Antibabypillen, beeinflusst werden. Diese Faktoren können die Hormonproduktion verändern oder beeinflussen, wie T4 im Körper verarbeitet wird.

Normaler Bereich: 0,8 - 1,8 ng/dL. Bei der Interpretation der T4-Werte sollten jedoch immer die individuellen Symptome und der allgemeine Gesundheitszustand berücksichtigt werden. So kann ein T4-Spiegel am unteren Ende des Bereichs bei einigen Personen immer noch Symptome verursachen, die einen individuelleren Behandlungsansatz erfordern.

Freies T3 (Trijodthyronin)

Was es misst: T3 ist das aktive Schilddrüsenhormon, das fast jede Zelle im Körper beeinflusst. Es wird in peripheren Geweben, wie der Leber, den Nieren und den Muskeln, aus T4 umgewandelt. Im Gegensatz zu T4, das ein Speicherhormon ist, ist T3 sofort aktiv und wirkt sich direkt auf den Stoffwechsel, die Energieproduktion und die Regulierung der Körpertemperatur aus. Seine Rolle ist entscheidend für die kognitive Funktion, die Muskelkraft und die allgemeine Vitalität.

Wie ist er zu interpretieren? Niedrige T3-Werte können auf eine gestörte Umwandlung von T4 in T3 hindeuten, ein häufiges Problem bei Hashimoto-Patienten. Diese gestörte Umwandlung kann durch Stress, Entzündungen, Nährstoffmangel (wie Selen oder Zink) oder chronische Grunderkrankungen verursacht werden. Selbst wenn die TSH- und T4-Werte normal erscheinen, kann ein niedriger T3-Spiegel bei den Patienten zu Symptomen wie Müdigkeit, Gehirnnebel, Haarausfall oder Depressionen führen, die nicht behoben werden können. In solchen Fällen kann die Beseitigung der Ursachen für die schlechte Umwandlung, wie die

Verbesserung der Darmgesundheit oder die Stressbewältigung, den T3-Spiegel und das allgemeine Wohlbefinden erheblich verbessern.

Worauf hohe T3-Werte hindeuten können: Erhöhte T3-Werte sind bei Hashimoto seltener, können aber bei einer Schilddrüsenüberfunktion oder bei übermäßiger Einnahme von Schilddrüsenmedikamenten auftreten. Dieser als T3-Toxikose bezeichnete Zustand kann zu Symptomen wie Herzklopfen, Angstzuständen oder unerklärlichem Gewichtsverlust führen.

Normaler Bereich: 2,3 - 4,1 pg/ml. Suboptimale T3-Spiegel erfordern möglicherweise eine Änderung der Lebensweise, wie z. B. eine nährstoffreiche, entzündungshemmende Ernährung, eine Supplementierung mit Selen oder Jod (falls angemessen) oder eine Kombinationstherapie, die sowohl T4- als auch T3-Hormonersatzmittel umfasst. Regelmäßige Überwachung und Nachsorge sind unerlässlich, um sicherzustellen, dass die Therapieanpassungen den individuellen Bedürfnissen entsprechen und die Symptome wirksam beseitigt werden.

Anti-TPO-Antikörper (Schilddrüsenperoxidase-Antikörper)

Was es misst: Anti-TPO-Antikörper spiegeln den Angriff des Immunsystems auf die Schilddrüsenperoxidase wider, ein Enzym, das für die Produktion von Schilddrüsenhormonen unerlässlich ist. Dieses Enzym ist für die Synthese der Hormone T4 und T3 von entscheidender Bedeutung, da es die Bindung von Jod an die Aminosäure Tyrosin erleichtert, ein entscheidender Schritt bei der Produktion von Schilddrüsenhormonen. Das Vorhandensein von Anti-TPO-Antikörpern deutet darauf hin, dass sich das körpereigene Immunsystem fälschlicherweise gegen dieses Enzym richtet, was zu chronischen Entzündungen und fortschreitenden Schilddrüsenschäden führt.

Wie ist er zu interpretieren? Erhöhte Anti-TPO-Werte bestätigen den Autoimmuncharakter des Hashimoto-Syndroms, da diese Antikörper ein Kennzeichen der Erkrankung sind. Diese Antikörper treten oft schon früh im Krankheitsverlauf auf, noch bevor es zu signifikanten Anomalien im TSH- oder T4-Wert kommt. Hohe Werte von Anti-TPO-Antikörpern deuten auf eine aktive Schilddrüsenentzündung und eine anhaltende Autoimmunaktivität hin. Es ist wichtig zu beachten, dass der Grad der Erhöhung nicht immer direkt mit der Schwere der Symptome korreliert, aber anhaltend hohe Werte können auf ein höheres Risiko einer Schilddrüsenfehlfunktion im Laufe der Zeit hinweisen.

Klinische Implikationen: Der Nachweis von Anti-TPO-Antikörpern kann dabei helfen, das Hashimoto-Syndrom von anderen Schilddrüsenerkrankungen zu unterscheiden. Bei Patienten mit erhöhtem TSH, aber normalen Anti-TPO-Werten könnte es sich beispielsweise um eine nicht-autoimmune Hypothyreose handeln. Die Überwachung dieser Antikörper im Laufe der Zeit kann auch dazu beitragen, die Wirksamkeit von Ernährungs- und Lebensstilmaßnahmen zu beurteilen, die auf eine Verringerung der Autoimmunaktivität abzielen.

Normaler Bereich: Weniger als 34 IU/ml. Werte, die deutlich über diesem Schwellenwert liegen, weisen auf eine aktive Autoimmunthyreoiditis hin. Extrem hohe Werte, z. B. über 1.000 IE/ml, sind häufig mit fortgeschrittenen Stadien der Schilddrüsenzerstörung verbunden und können eine aggressivere Überwachung und Behandlung rechtfertigen.

Anti-TG-Antikörper (Thyreoglobulin-Antikörper)

Was es misst: Anti-TG-Antikörper richten sich gegen Thyreoglobulin, ein Protein, das für die Synthese von Schilddrüsenhormonen entscheidend ist. Thyreoglobulin dient als Baustein für die Produktion der Hormone T3 und T4 und ist damit ein wichtiger Faktor für die Aufrechterhaltung der Schilddrüsenfunktion. Das Vorhandensein von Anti-TG-Antikörpern deutet darauf hin, dass das Immunsystem fälschlicherweise auf dieses wichtige Protein abzielt, was die Hormonproduktion stören und im Laufe der Zeit zu Schilddrüsenfunktionsstörungen führen kann.

Wie ist er zu interpretieren? Erhöhte Anti-TG-Werte gehen bei Hashimoto-Patienten häufig mit Anti-TPO-Antikörpern einher. Sie sind zwar weniger spezifisch als Anti-TPO-Antikörper, aber ihr Vorhandensein liefert eine zusätzliche Bestätigung für einen Autoimmunprozess, der auf die Schilddrüse abzielt. Hohe Werte können auf eine aktive Schilddrüsenentzündung und eine verstärkte Autoimmunreaktion hinweisen. In einigen Fällen können Anti-TG-Antikörper der einzige Marker für eine Autoimmunerkrankung sein, insbesondere in den frühen Stadien des Hashimoto-Syndroms.

Klinische Implikationen: Erhöhte Anti-TG-Antikörper können ein Zeichen für eine fortschreitende Schilddrüsenschädigung sein, selbst wenn andere Schilddrüsenhormonwerte normal erscheinen. Sie sind auch wertvoll für die Überwachung des Fortschreitens des Hashimoto-Syndroms und die Bewertung der Wirksamkeit von Maßnahmen zur Verringerung der Autoimmunaktivität. Darüber hinaus wurde eine anhaltende Erhöhung der Anti-TG-Antikörper in einigen Studien mit einem erhöhten Risiko für Schilddrüsenkrebs in Verbindung gebracht, was die Bedeutung einer regelmäßigen Überwachung unterstreicht.

Normaler Bereich: Weniger als 30 IU/ml. Erhöhte Werte sollten zusammen mit TPO-Antikörpern untersucht werden, um ein umfassendes Bild der Schilddrüsengesundheit zu erhalten. Wenn sowohl Anti-TG- als auch Anti-TPO-Antikörper erhöht sind, deutet dies stark auf eine Hashimoto-Thyreoiditis hin und rechtfertigt einen umfassenden Behandlungsplan, der sich auf die Reduzierung der Entzündung und die Unterstützung der Schilddrüsenfunktion konzentriert.

Warum umfassende Tests wichtig sind

Eine genaue Diagnose geht über die Behandlung von Symptomen hinaus. Sie stellt sicher, dass die zugrunde liegende Autoimmunstörung erkannt und behandelt wird. Die Behandlung von Stimmungsschwankungen mit Antidepressiva oder von Gelenkschmerzen mit NSAIDs beispielsweise verschafft zwar vorübergehende Linderung, lässt aber die entscheidende Rolle der Schilddrüse bei diesen Symptomen außer Acht. Ohne die richtige Diagnose müssen Patienten oft jahrelang unnötige Behandlungen über sich ergehen lassen, was zu mehr Frustration und gesundheitlichen Komplikationen führt.

Ein vollständiges Schilddrüsen-Panel, das TSH, freies T4, freies T3 und beide Schilddrüsen Antikörper-Tests umfasst, ist unerlässlich. Viele Gesundheitsdienstleister übersehen möglicherweise zunächst die Autoimmunkomponente und konzentrieren sich nur auf den TSH-Wert. Wenn Ihre Bedenken nicht vollständig berücksichtigt werden, sollten Sie eine zweite Meinung einholen oder sich an einen Spezialisten wenden, der sich mit Autoimmunerkrankungen der Schilddrüse auskennt.

Verstehen und Umsetzen Ihrer Ergebnisse

Hoher TSH-Wert mit niedrigem T4/T3-Wert: Diese Kombination deutet in der Regel auf eine primäre Hypothyreose hin und korreliert häufig mit dem Hashimoto-Syndrom. Eine primäre Hypothyreose liegt vor, wenn die Schilddrüse selbst keine ausreichenden Hormone produziert, was häufig auf eine Autoimmunerkrankung zurückzuführen ist. Eine mit dem Hashimoto-Syndrom zusammenhängende Hypothyreose weist häufig dieses Muster auf und verdeutlicht die Notwendigkeit einer Schilddrüsenhormonersatztherapie. Die Behandlung umfasst in der Regel Levothyroxin, eine synthetische Form von T4, die zur Normalisierung des TSH-Spiegels und zur Linderung von Symptomen wie Müdigkeit, Gewichtszunahme und Hirnnebel beiträgt. Eine genaue Überwachung ist unerlässlich, um sicherzustellen, dass die Dosierung wirksam ist und nicht zu einer Überbehandlung führt, die Symptome einer Schilddrüsenüberfunktion hervorrufen kann.

Normales TSH mit niedrigem T3: Eine unzureichende Umwandlung von T4 in T3 ist ein Kennzeichen des Nicht-Schilddrüsen-Syndroms (NTIS) oder der Unterkonversion bei Hashimoto. Dieser Zustand tritt auf, wenn der Körper Schwierigkeiten hat, inaktives T4 in das aktive Hormon T3 umzuwandeln, das für die Energieproduktion und die Stoffwechselfunktion entscheidend ist. Faktoren wie chronischer Stress, Entzündungen oder Nährstoffdefizite (z. B. Selen, Zink) tragen häufig zu dieser gestörten Umwandlung bei. Die Behandlung dieses Problems erfordert einen ganzheitlichen Ansatz, einschließlich einer Ernährung mit nährstoffreichen, entzündungshemmenden Lebensmitteln, Stressbewältigungstechniken wie Achtsamkeit oder Yoga und möglicherweise einer kombinierten Hormontherapie (z. B. zusätzlich zu Levothyroxin mit Luthyronin/T3).

Erhöhte Anti-TPO/Anti-TG-Werte: Diese Marker bestätigen das Hashimoto-Syndrom, auch wenn die TSH- und T4-Werte im Normbereich liegen. Das Vorhandensein dieser Antikörper bedeutet, dass das Immunsystem das Schilddrüsengewebe aktiv angreift, was zu einer Entzündung und allmählichen Zerstörung der Drüse führt. Die frühzeitige Erkennung erhöhter Antikörper ermöglicht die Umsetzung präventiver Strategien, wie z. B. Ernährungsumstellung (z. B. auf glutenfreie Kost), Anpassung der Lebensweise und Stressabbau, um den Autoimmunprozess zu verlangsamen. Die regelmäßige Überwachung der Antikörperspiegel kann auch Aufschluss über die Wirksamkeit von Maßnahmen zur Verringerung der Entzündung und zur Unterstützung der Schilddrüsengesundheit geben. In einigen Fällen können anhaltend hohe Antikörperspiegel eine aggressivere Behandlung rechtfertigen, um weitere Schilddrüsenschäden zu verhindern.

Wie sich diese Tests in einen umfassenderen Wellness-Plan einfügen

Das Erkennen der Anzeichen einer Schilddrüsenfehlfunktion ist nur der Anfang. Genaue diagnostische Tests ermöglichen es Ihnen, proaktive Schritte zum Schutz und zur Verbesserung Ihrer Gesundheit zu unternehmen. Ernährungsumstellungen, wie z. B. eine glutenfreie, entzündungshemmende Ernährung, können die medizinische Behandlung ergänzen, indem sie systemische Entzündungen reduzieren und die Schilddrüsenfunktion unterstützen. Techniken zur Stressreduzierung, ausreichender Schlaf und eine gezielte Nahrungsergänzung spielen ebenfalls eine wichtige Rolle bei der Optimierung der Schilddrüsengesundheit.

Indem Sie die Komplexität des Hashimoto-Syndroms und seine möglichen Überschneidungen mit anderen Erkrankungen erkennen, machen Sie bereits einen wichtigen Schritt in Richtung einer besseren Gesundheit. Dieses Wissen befähigt Sie, mit Ihrem Arzt zusammenzuarbeiten und sicherzustellen, dass Ihr Behandlungsplan auf Ihre individuellen Bedürfnisse zugeschnitten ist und sich mit den Veränderungen Ihrer Erkrankung weiterentwickelt. Regelmäßige Nachuntersuchungen und Anpassungen auf der Grundlage von Testergebnissen tragen dazu bei, Ihr Gleichgewicht und Ihre langfristige Vitalität zu erhalten.

Nächste Schritte für Ihre Gesundheit

Die Kontrolle über Ihre Schilddrüsengesundheit zu übernehmen, beginnt mit Aufklärung und Befürwortung. Mit einem detaillierten Verständnis dieser diagnostischen Tests können Sie die Gespräche mit Ihrem Gesundheitsteam selbstbewusst führen. Kombinieren Sie diese Erkenntnisse mit Ernährungsumstellungen, Stressbewältigung und Anpassungen des Lebensstils, um einen umfassenden Plan zu erstellen, mit dem Sie Ihre Energie zurückgewinnen, Ihre Schilddrüsengesundheit optimieren und allgemeines Wohlbefinden erreichen können. Ihre Reise zur Vitalität beginnt hier.

Die Hauptursachen

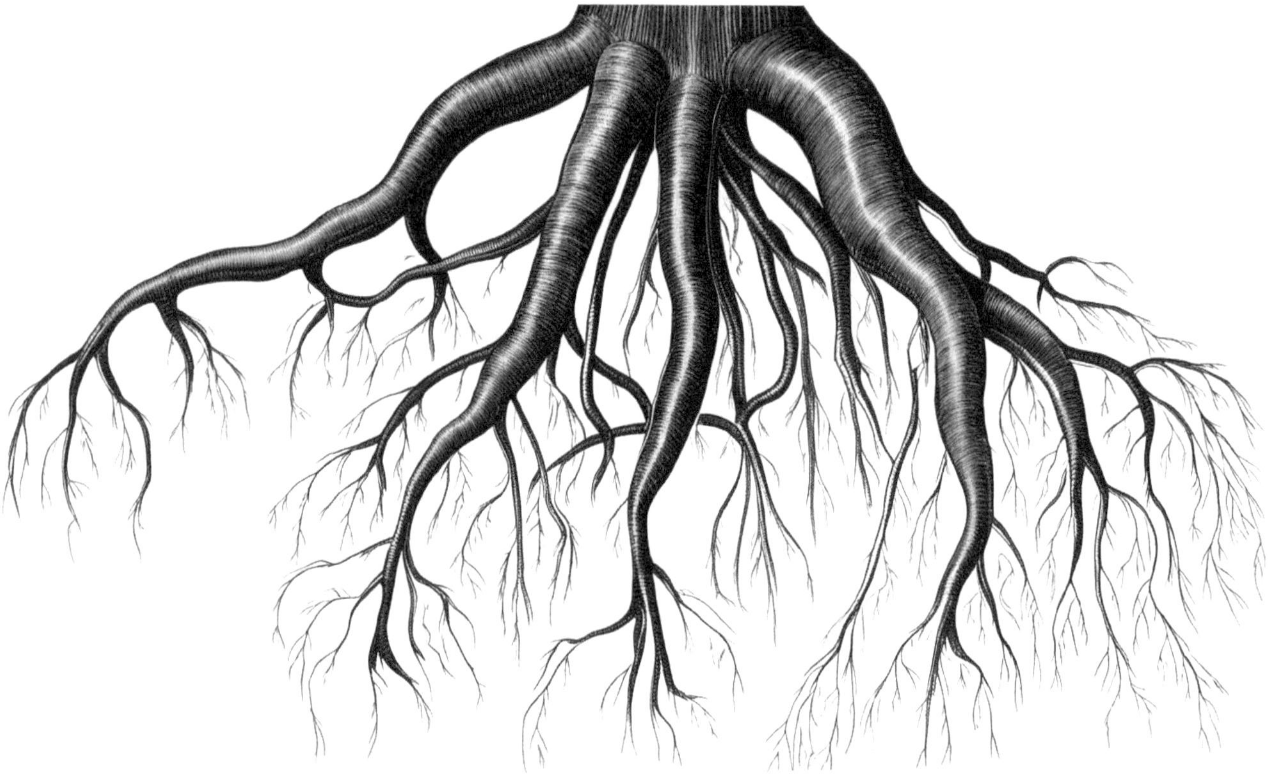

Genetik, Umwelt und Auslöser

Die Hashimoto-Thyreoiditis tritt nicht isoliert auf. Sie ist das Ergebnis eines komplexen Zusammenspiels zwischen genetischer Veranlagung, Umweltfaktoren und spezifischen Auslösern, die den Autoimmunprozess in Gang setzen. Diese Elemente sind eng miteinander verknüpft, wobei das eine oft die Auswirkungen des anderen verstärkt. So kann beispielsweise eine genetische Veranlagung eine Person anfälliger für Umweltgifte oder Infektionen machen, während chronischer Stress Ernährungsempfindlichkeiten oder ein hormonelles Ungleichgewicht verschlimmern kann. Wenn man versteht, wie sich diese Faktoren überschneiden und gegenseitig beeinflussen, erhält man ein umfassenderes Bild von der Erkrankung und kann die Bedeutung eines ganzheitlichen Ansatzes für die Behandlung hervorheben. Wenn Sie diese Faktoren verstehen, können Sie Ihre Erkrankung besser in den Griff bekommen und ihr Fortschreiten möglicherweise abmildern. Ein vertieftes Bewusstsein für diese Faktoren schafft nicht nur Klarheit, sondern zeigt auch auf, welche Maßnahmen Sie ergreifen können, um ihre Auswirkungen zu minimieren.

Genetische Veranlagung

Die Forschung zeigt, dass das Hashimoto-Syndrom häufig in der Familie vorkommt. Studien gehen davon aus, dass Personen, die einen Verwandten ersten Grades haben, der an Hashimoto oder einer anderen Autoimmunerkrankung wie rheumatoider Arthritis oder Lupus leidet, ein bis zu fünffach erhöhtes Risiko haben, die Krankheit zu entwickeln. Genetische Anfälligkeit bedeutet, dass Sie möglicherweise prädisponiert sind, ist aber keine Garantie dafür, dass Sie die Krankheit entwickeln werden. Umwelt- und Lebensstilfaktoren spielen oft die entscheidende Rolle bei der Manifestation der Krankheit, was die Bedeutung proaktiver Maßnahmen unterstreicht, selbst wenn keine Symptome auftreten. Dieser Zusammenhang unterstreicht die Bedeutung proaktiver Maßnahmen, auch wenn noch keine Symptome aufgetreten sind.

Umweltfaktoren

Während die Genetik den Grundstein legt, können Auslöser aus der Umwelt das Immunsystem auf Hochtouren bringen. Zu den häufigen Auslösern gehören Infektionen, Toxine, ernährungsbedingte Auslöser und der Jodgehalt, die alle eine einzigartige Rolle beim Fortschreiten des Hashimoto-Syndroms spielen.

Virale oder bakterielle Infektionen, wie z. B. das Epstein-Barr-Virus (EBV) oder Helicobacter pylori, wurden mit dem Ausbruch des Hashimoto-Syndroms in Verbindung gebracht. Diese Infektionen können das Immunsystem stimulieren, was manchmal dazu führt, dass es sich fälschlicherweise gegen die Schilddrüse richtet. Das Verständnis und die Aufarbeitung früherer Infektionen können Aufschluss über mögliche Auslöser geben.

Die Exposition gegenüber Umweltgiften wie Schwermetallen (z. B. Quecksilber oder Blei), Pestiziden und industriellen Schadstoffen kann die Schilddrüsenfunktion stören und zu Autoimmunaktivitäten beitragen. Diese Toxine können das empfindliche Gleichgewicht der Schilddrüsenhormonproduktion stören, indem sie die Schilddrüsenzellen schädigen und die Fähigkeit der Drüse zur effektiven Jodaufnahme beeinträchtigen. Darüber hinaus können sie chronische Entzündungen und oxidativen Stress hervorrufen, was das Immunsystem weiter belastet und die Wahrscheinlichkeit erhöht, dass es sich fälschlicherweise gegen die Schilddrüse richtet. Diese Stoffe können sich im Laufe der Zeit im Körper ansammeln und die Belastung für die Schilddrüse und das Immunsystem allmählich erhöhen.

Bestimmte Lebensmittel können bei Menschen mit einer Veranlagung für das Hashimoto-Syndrom als Auslöser wirken. Gluten, das in Weizen, Gerste und Roggen enthalten ist, kann bei manchen Menschen Entzündungen und die Durchlässigkeit des Darms (Leaky Gut) verschlimmern. Milchprodukte, insbesondere Kasein, können bei empfindlichen Personen Immunreaktionen hervorrufen. Raffinierter Zucker, von dem bekannt ist, dass er Entzündungen fördert, kann Autoimmunsymptome verschlimmern und die allgemeine Belastung des Systems erhöhen.

Sowohl eine übermäßige als auch eine unzureichende Jodzufuhr kann die Gesundheit der Schilddrüse beeinträchtigen. Jod ist zwar für die Produktion von Schilddrüsenhormonen unerlässlich, aber ein Ungleichgewicht kann die Drüse belasten und die Autoimmunaktivität verschlimmern. Eine sorgfältige Überwachung des Jodspiegels ist von entscheidender Bedeutung, insbesondere in Gebieten, in denen eine Jodsupplementierung üblich ist.

Verstehen Sie Ihre Auslöser

Die Identifizierung Ihrer spezifischen Auslöser kann Zeit in Anspruch nehmen und erfordert oft einen Ausschlussprozess. Die Zusammenarbeit mit einer medizinischen Fachkraft, z. B. einem Facharzt für funktionelle Medizin, kann Ihnen dabei helfen, Umwelt- oder Ernährungsfaktoren zu ermitteln, die zu Ihren Symptomen beitragen. Die Beobachtung von Symptomen in Verbindung mit Veränderungen in Ihrer Umgebung, Ihrer Ernährung oder Ihrem Stressniveau kann wertvolle Erkenntnisse liefern, die es Ihnen ermöglichen, fundiertere Entscheidungen über Ihre Gesundheit zu treffen.

Die Rolle von Stress

Chronischer Stress ist einer der am meisten übersehenen, aber einflussreichen Faktoren bei der Entstehung und dem Fortschreiten des Hashimoto-Syndroms. Während kurzfristiger Stress eine natürliche und manchmal auch positive Reaktion ist, kann chronischer Stress Ihr Immunsystem, Ihre Schilddrüsenfunktion und Ihre allgemeine Gesundheit beeinträchtigen. Wenn Sie die Mechanismen verstehen, durch die sich Stress auf den Körper auswirkt, können Sie sinnvolle Maßnahmen ergreifen, um seinen Auswirkungen entgegenzuwirken und Ihre Schilddrüse zu schützen.

Wie sich Stress auf das Immunsystem auswirkt

Bei Stress schüttet Ihr Körper Cortisol aus, ein Hormon, das Ihnen hilft, auf unmittelbare Herausforderungen zu reagieren. Diese "Kampf-oder-Flucht"-Reaktion ist so konzipiert, dass sie von kurzer Dauer ist. Bei anhaltendem Stress bleibt der Cortisolspiegel jedoch erhöht, was die Immunregulierung unterdrücken kann und es dem Körper erschwert, zwischen schädlichen Eindringlingen und eigenem Gewebe zu unterscheiden. Diese Verwirrung kann die Autoimmunaktivität verstärken und Entzündungen fördern - eine der Hauptursachen des Hashimoto-Syndroms. Darüber hinaus stört ein erhöhter Cortisolspiegel das Gleichgewicht anderer Hormone, einschließlich der von der Schilddrüse produzierten Hormone, was die Erkrankung weiter verschlimmert.

Im Laufe der Zeit kann diese chronische Immunaktivierung die Hashimoto-Symptome verschlimmern und die Schädigung der Schilddrüse beschleunigen, wodurch ein Kreislauf entsteht, der schwer zu durchbrechen ist. Sich dieses Kreislaufs bewusst zu werden, ist der erste Schritt, um seine Auswirkungen zu mildern.

Stress und Hashimoto-Symptome

Stress beeinflusst nicht nur die dem Hashimoto-Syndrom zugrunde liegenden Mechanismen, sondern kann auch die Symptome verschlimmern. Chronischer Stress stört das hormonelle Gleichgewicht, das für eine ordnungsgemäße Schilddrüsenfunktion erforderlich ist, indem er den Cortisolspiegel über längere Zeiträume erhöht hält. Dieser anhaltende Anstieg beeinträchtigt die Fähigkeit der Schilddrüse, effektiv Hormone zu produzieren und zu regulieren, was zu Müdigkeit, Hirnnebel und anderen charakteristischen Symptomen führt. Darüber hinaus kann Stress die Fähigkeit des Immunsystems schwächen, zwischen schädlichen Eindringlingen und gesundem Gewebe zu unterscheiden, was die Autoimmunaktivität und Entzündungen verstärkt. Viele Menschen berichten, dass Zeiten hohen Stresses mit erhöhter Müdigkeit, zunehmendem Hirnnebel, erhöhter Kälteempfindlichkeit und ausgeprägteren Stimmungsschwankungen und Angstzuständen einhergehen. Diese

Symptome können sich selbst verstärken, da der Stress über die Bewältigung der Symptome die Gesamtbelastung oft noch erhöht.

Stressbewältigung für die Gesundheit der Schilddrüse

Stressabbau ist kein Luxus, sondern eine Notwendigkeit für die Bewältigung des Hashimoto-Syndroms. Zu den praktischen Strategien gehören Achtsamkeit und Meditation, die dazu beitragen können, den Cortisolspiegel zu senken und die emotionale Widerstandsfähigkeit zu verbessern. Die regelmäßige Anwendung dieser Praktiken fördert ein Gefühl der Ruhe und ermöglicht es Ihnen, die Herausforderungen des Lebens besser zu bewältigen.

Sanfte Übungen wie Yoga, Walking oder Schwimmen können helfen, Stress abzubauen, ohne das System zu überlasten. Körperliche Aktivität unterstützt nicht nur die geistige Gesundheit, sondern fördert auch den Kreislauf und das hormonelle Gleichgewicht. Um das richtige Maß an Aktivität für Ihren Zustand zu finden, beginnen Sie mit kurzen, wenig intensiven Einheiten und achten Sie genau darauf, wie Ihr Körper reagiert. Vermeiden Sie zu intensive Trainingseinheiten, da diese den Cortisolspiegel erhöhen und die positiven Auswirkungen zunichte machen können.

Legen Sie Wert auf 7-9 Stunden erholsamen Schlaf pro Nacht. Schaffen Sie eine beruhigende Schlafenszeit-Routine und minimieren Sie die Bildschirmzeit vor dem Schlafengehen. Schlaf ist ein Eckpfeiler der Erholung und gibt Ihrem Körper die Möglichkeit, sich zu regenerieren und die Immunfunktion zu regulieren. Natürliche Nahrungsergänzungsmittel wie Ashwagandha oder Rhodiola können helfen, die Nebennieren zu unterstützen und Stressreaktionen zu dämpfen. Sprechen Sie immer mit Ihrem Arzt, bevor Sie ein neues Präparat einnehmen, um sicherzustellen, dass es mit Ihrem gesamten Behandlungsplan übereinstimmt.

Es ist wichtig zu lernen, Grenzen zu setzen und auf unnötige Verpflichtungen zu verzichten. Sich Zeit für die Selbstfürsorge zu nehmen, ist keine Nachsicht, sondern entscheidend für das allgemeine Wohlbefinden. Einfache Handlungen wie Tagebuch schreiben, Zeit in der Natur verbringen oder sich mit geliebten Menschen treffen, können einen großen Unterschied bei der Stressbewältigung machen.

Indem Sie sowohl genetische als auch umweltbedingte Faktoren berücksichtigen und lernen, Stress effektiv zu bewältigen, können Sie sinnvolle Schritte unternehmen, um die Auswirkungen des Hashimoto-Syndroms auf Ihr Leben zu verringern. Sie können zwar Ihre Gene nicht ändern, aber wenn Sie Ihre Auslöser und Stressreaktionen verstehen, können Sie Entscheidungen treffen, die Ihre Schilddrüsengesundheit und Ihr allgemeines Wohlbefinden fördern. Jeder Schritt, den Sie bei der Stressbewältigung und der Identifizierung von Auslösern unternehmen, bringt Sie einem gesünderen, ausgeglicheneren Leben näher.

Ernährungsbedingte Defizite

Ernährungsmängel spielen eine entscheidende Rolle bei der Entstehung und dem Fortschreiten der Hashimoto-Krankheit sowie bei der Schwere der Symptome. Die Schilddrüse ist auf bestimmte Nährstoffe angewiesen, um Hormone zu produzieren, den Stoffwechsel zu regulieren und die allgemeine Gesundheit zu erhalten. Wenn diese Nährstoffe fehlen, kann sich die Schilddrüsenfunktion verschlechtern, was Symptome wie Müdigkeit, Gehirnnebel, Haarausfall und Gewichtszunahme verschlimmert. Diese Defizite zu verstehen und zu beheben ist ein entscheidender Schritt bei der wirksamen Behandlung von Hashimoto.

Bevor wir uns der Liste der wichtigsten Nährstoffe zuwenden, sollten wir uns darüber im Klaren sein, dass diese Informationen ein wenig "wissenschaftlich" oder technisch anmuten könnten. Wir könnten Stunden damit verbringen, jeden dieser Nährstoffe im Detail zu besprechen, da ihre Rolle für die Gesundheit der Schilddrüse komplex und vielschichtig ist. Damit wir uns jedoch auf das große Ganze und Ihre unmittelbaren Bedürfnisse konzentrieren können, werde ich einen kurzen Überblick geben. Verzeihen Sie mir, liebe Experten, dass ich dieses zweifellos umfangreiche und nuancierte Thema vereinfache. Lassen Sie uns das Wesentliche erkunden, das auf Ihrem Weg zur Heilung einen echten Unterschied machen könnte.

Hauptnährstoffe und ihre Rolle

Selen

Die Rolle: Selen ist wichtig für die Produktion von Schilddrüsenhormonen und den Schutz der Schilddrüsenzellen vor oxidativem Stress. Es ist ein wichtiger Bestandteil von Enzymen wie der Glutathionperoxidase, die freie Radikale neutralisieren und Entzündungen in der Schilddrüse verringern.

Auswirkungen eines Mangels: Niedrige Selenwerte können das Risiko einer Autoimmunerkrankung erhöhen, da die Schilddrüse anfälliger für Schäden durch oxidativen Stress wird. Dies kann zu einer weiteren Abnahme der Schilddrüsenfunktion führen.

Quellen: Paranüsse, Sonnenblumenkerne, Meeresfrüchte und Eier sind ausgezeichnete Selenquellen. Schon zwei Paranüsse pro Tag können Ihren Selenbedarf decken.

Zink

Rolle: Zink unterstützt die Produktion und Umwandlung von Schilddrüsenhormonen sowie die Regulierung des Immunsystems. Es spielt eine entscheidende Rolle bei der Umwandlung von T4 (inaktives Schilddrüsenhormon) in T3 (aktives Schilddrüsenhormon).

Auswirkungen eines Mangels: Ein Zinkmangel kann diesen Umwandlungsprozess beeinträchtigen, was zu niedrigen T3-Werten und anhaltenden Symptomen wie Müdigkeit und Konzentrationsschwäche führt, selbst wenn die T4- und TSH-Werte im Rahmen liegen.

Quellen: Austern, Kürbiskerne, Kichererbsen und mageres Fleisch sind reich an Zink. Die Aufnahme dieser Lebensmittel in Ihre Ernährung kann zur Wiederherstellung einer optimalen Schilddrüsenfunktion beitragen.

Vitamin D

Die Rolle: Vitamin D ist entscheidend für die Regulierung des Immunsystems und die Verringerung der Autoimmunaktivität. Es trägt zum Gleichgewicht der Immunreaktion bei und verhindert, dass sie gesundes Schilddrüsengewebe angreift.

Auswirkungen des Mangels: Niedrige Vitamin-D-Spiegel sind bei Menschen mit Hashimoto-Krankheit häufig anzutreffen und werden mit erhöhten Entzündungs- und Antikörperspiegeln in Verbindung gebracht. Ohne ausreichendes Vitamin D kann sich der Autoimmunprozess beschleunigen und die Symptome verschlimmern.

Quellen: Fetter Fisch, angereicherte Lebensmittel und Sonnenlicht sind die wichtigsten Vitamin-D-Quellen. Um einen optimalen Vitamin-D-Spiegel zu erreichen, kann die Einnahme von Nahrungsergänzungsmitteln erforderlich sein, insbesondere bei Personen, die der Sonne nur begrenzt ausgesetzt sind.

Eisen

Rolle: Eisen ist für die Produktion von Schilddrüsenhormonen und den Sauerstofftransport im Körper unerlässlich. Es ist ein wichtiger Bestandteil des Enzyms Schilddrüsenperoxidase (TPO), das zur Synthese von T4 und T3 beiträgt.

Auswirkungen des Mangels: Eisenmangel, selbst in seiner leichtesten Form, kann die Schilddrüsenfunktion beeinträchtigen und zu Symptomen wie Müdigkeit, dünner werdendem Haar und Kälteunverträglichkeit führen. Bei Menschen mit Hashimoto-Syndrom können niedrige Eisenspiegel die Symptome der Schilddrüsenunterfunktion verschlimmern.

Quellen: Rotes Fleisch, Spinat, Linsen und angereicherte Getreideprodukte sind ausgezeichnete Eisenquellen. Die Kombination von eisenhaltigen Lebensmitteln mit Vitamin C kann die Aufnahme verbessern.

Magnesium

Die Rolle: Magnesium ist wichtig für die Energieproduktion, die Nervenfunktion und die Regulierung der Schilddrüsenhormone. Außerdem hilft es, die Muskeln zu entspannen und den Schlaf zu fördern, was für die allgemeine Gesundheit von entscheidender Bedeutung ist.

Auswirkungen eines Mangels: Magnesiummangel kann Müdigkeit, Muskelkrämpfe und Stress verschlimmern, was bei Hashimoto-Patienten häufig vorkommt. Chronischer Stress führt zu einem weiteren Abbau des Magnesiumspiegels und damit zu einem Teufelskreis.

Quellen: Blattgemüse, Nüsse, Samen und Vollkornprodukte sind reich an Magnesium. Unter ärztlicher Aufsicht können auch Nahrungsergänzungsmittel in Betracht gezogen werden.

Vitamin A

Rolle: Wesentlich für das Immunsystem und die Regulierung der Entzündungsreaktion. Es unterstützt die Umwandlung von T4 in T3 und schützt das Schilddrüsengewebe.

Auswirkungen eines Mangels: Ein Mangel an Vitamin A kann das Immunsystem schwächen und Entzündungen verstärken, was die Hashimoto-Symptome verschlimmern kann.

Quellen: Karotten, Süßkartoffeln, Spinat, Aprikosen und Leber sind reich an Vitamin A.

Omega-3-Fettsäuren

Rolle: Omega-3-Fettsäuren sind dafür bekannt, dass sie systemische Entzündungen reduzieren und die Gesundheit des Immunsystems unterstützen.

Auswirkungen eines Mangels: Ein niedriger Gehalt an Omega-3-Fettsäuren kann zu verstärkten Entzündungen, zur Verschlimmerung von Autoimmunsymptomen und Schilddrüsenfehlfunktionen führen.

Quellen: Lachs, Makrele, Leinsamen, Chiasamen und Walnüsse sind ausgezeichnete Quellen für Omega-3-Fettsäuren.

Jod (mit Vorsicht)

Rolle: Erforderlich für die Synthese der Hormone T4 und T3. Jod muss jedoch in Maßen verzehrt werden, um die Autoimmunaktivität nicht zu verschlimmern.

Auswirkungen eines Mangels: Ein niedriger Jodgehalt kann die Schilddrüsenhormonproduktion beeinträchtigen, während eine übermäßige Zufuhr die Autoimmunaktivität erhöhen kann.

Quellen: Jodiertes Salz, Meeresfrüchte und Eier liefern Jod. Bei Personen mit Hashimoto-Syndrom sollte die Jodzufuhr sorgfältig überwacht werden.

B-Vitamine (B12, B6, Folat)

Rolle: B-Vitamine unterstützen die Energieproduktion, den Stoffwechsel und die neurologische Gesundheit. Insbesondere B12 ist entscheidend für die Bekämpfung von Müdigkeit und Gehirnnebel.

Auswirkungen eines Mangels: Ein Mangel an B-Vitaminen kann zu verstärkter Müdigkeit, Konzentrationsschwäche und Stimmungsschwankungen führen.

Quellen: Fleisch, Fisch, Eier, Milchprodukte, Hülsenfrüchte und angereicherte Getreideprodukte. Veganer benötigen möglicherweise eine B12-Ergänzung.

Kupfer

Rolle: Unterstützt die Funktion der Schilddrüsenenzyme und schützt vor oxidativem Stress.

Auswirkungen eines Mangels: Niedrige Kupferspiegel können Stoffwechselprozesse und die Immunantwort beeinträchtigen.

Quellen: Sonnenblumenkerne, Nüsse, Leber und dunkle Schokolade sind gute Kupferlieferanten.

Probiotika und Präbiotika

Rolle: Förderung der Darmgesundheit, die für die Immunregulierung und die Verringerung systemischer Entzündungen entscheidend ist.

Auswirkungen eines Mangels: Ein Ungleichgewicht in der Darmmikrobiota kann zum Leaky-Gut-Syndrom beitragen und Autoimmunerkrankungen wie das Hashimoto-Syndrom verschlimmern.

Quellen: Joghurt, Kefir, Kimchi und ballaststoffreiche Lebensmittel wie Bananen und Spargel.

Behebung von Ernährungsdefiziten

Um das Hashimoto-Syndrom wirksam zu behandeln, ist es wichtig, Ernährungsmängel durch umfassende Bluttests, Ernährungsumstellung und gegebenenfalls Nahrungsergänzung zu erkennen und zu beheben. Bluttests können spezifische Defizite aufdecken, wie z. B. niedrige Selen-, Vitamin-D- oder Eisenwerte, und so ein klares Bild davon vermitteln, was Ihr Körper braucht. Tests wie Serumferritin (für Eisen), 25-Hydroxyvitamin D (für Vitamin D) und Plasmazinkspiegel können helfen, Defizite aufzudecken, die gezielte Maßnahmen erfordern.

Arbeiten Sie außerdem mit einem Gesundheitsdienstleister oder Ernährungsberater zusammen, um neben Mikronährstofftests auch ein vollständiges Schilddrüsenpanel durchzuführen. So können Sie sicherstellen, dass Ihre Ernährungsanpassungen oder Nahrungsergänzungen präzise und wirksam sind.

Bevorzugen Sie Vollwertkost: Konzentrieren Sie sich auf nährstoffreiche Lebensmittel wie frisches Gemüse, Obst, mageres Eiweiß, Nüsse und Samen, um ein breites Spektrum an Vitaminen und Mineralstoffen zu erhalten. Wechseln Sie die Nahrungsquellen ab, um Mangelerscheinungen aufgrund einer eingeschränkten Ernährung zu vermeiden.

Klug kochen: Einige Nährstoffe, wie Eisen und Magnesium, werden besser aufgenommen, wenn sie gekocht werden, während andere, wie Vitamin C, hitzeempfindlich sind. Durch leichtes Dämpfen von Gemüse beispielsweise bleibt der Vitamingehalt erhalten und die Bioverfügbarkeit von Mineralien wird verbessert.

Verfolgen Sie den Fortschritt: Testen Sie die Blutwerte regelmäßig, um sicherzustellen, dass die Ernährungsumstellung und die Nahrungsergänzung den Mangel wirksam beheben.

Ergänzungen in Betracht ziehen: Bei erheblichen Mängeln kann die Einnahme von Nahrungsergänzungsmitteln erforderlich sein. Arbeiten Sie mit Ihrem Arzt zusammen, um die richtige Dosierung zu bestimmen und sicherzustellen, dass sie mit Ihrem gesamten Behandlungsplan übereinstimmt.

Wählen Sie immer hochwertige, von Dritten geprüfte Nahrungsergänzungsmittel, um Füllstoffe oder Verunreinigungen zu vermeiden.

Indem Sie sich von Tests leiten lassen und sachkundige Anpassungen vornehmen, können Sie die Schilddrüsenfunktion verbessern, Entzündungen reduzieren und viele der mit dem Hashimoto-Syndrom verbundenen Symptome lindern. Wenn Sie proaktive Schritte unternehmen, können Sie Ihre Schilddrüse unterstützen und die Kontrolle über Ihre Gesundheit mit Selbstvertrauen und Klarheit übernehmen.

Darmgesundheit und Autoimmunität

Der Zusammenhang zwischen der Gesundheit des Darms und Autoimmunerkrankungen wie dem Hashimoto-Syndrom ist zu einem entscheidenden Faktor für das Verständnis und die Behandlung dieser Krankheiten geworden. Der Darm wird oft als das "zweite Gehirn" bezeichnet, da er einen großen Einfluss auf die allgemeine Gesundheit hat, einschließlich der Regulierung des Immunsystems. Wenn die Gesundheit des Darms beeinträchtigt ist, wird die Fähigkeit des Körpers, zwischen schädlichen Eindringlingen und eigenem Gewebe zu unterscheiden, gestört, was zu verstärkter Entzündung und Autoimmunaktivität führt. Einer der wichtigsten Faktoren, die zu diesem Ungleichgewicht beitragen, ist die sogenannte intestinale Permeabilität, die gemeinhin als "undichter Darm" bezeichnet wird.

Was ist ein undichter Darm?

Die Darmschleimhaut fungiert als Barriere, die selektiv Nährstoffe in den Blutkreislauf eindringen lässt, während schädliche Stoffe wie Giftstoffe und unverdaute Nahrungspartikel draußen bleiben. In einem gesunden Darm ist diese Barriere streng reguliert. Wenn die Darmschleimhaut jedoch geschädigt ist, können sich Lücken zwischen den Zellen bilden, durch die unerwünschte Stoffe in den Blutkreislauf gelangen können. Dies löst eine Immunreaktion aus, da der Körper diese Stoffe als Bedrohung wahrnimmt, was zu systemischen Entzündungen führt.

Bei Menschen mit Hashimoto-Syndrom kann ein undichter Darm die Autoimmunaktivität verschlimmern, indem er einen Entzündungszyklus in Gang setzt. Da das Immunsystem versucht, diese vermeintlichen Bedrohungen zu bekämpfen, kann es auch die Schilddrüse angreifen und sie fälschlicherweise für einen schädlichen Eindringling halten. Dieser Kreislauf setzt die Schilddrüsenschädigung fort und verschlimmert Symptome wie Müdigkeit, Hirnnebel und Gelenkschmerzen.

Ein undichter Darm kann auch die Empfindlichkeit des Körpers gegenüber umwelt- und ernährungsbedingten Auslösern wie Gluten und Milchprodukten erhöhen, was das Immunsystem weiter aktivieren kann. Mit der Zeit kann diese chronische Entzündung die Darmbarriere noch weiter schwächen und die Auswirkungen auf die allgemeine Gesundheit verstärken.

Wie die Darmgesundheit die Autoimmunität beeinflusst

Ungleichgewicht des Mikrobioms: Das Darmmikrobiom, das aus Billionen von Bakterien besteht, spielt eine Schlüsselrolle bei der Regulierung des Immunsystems. Ein vielfältiges und ausgewogenes Mikrobiom unterstützt gesunde Immunreaktionen, während eine Dysbiose (ein Ungleichgewicht der Darmbakterien) zu verstärkten Entzündungen und einem erhöhten Risiko für Autoimmunität führen kann. Bestimmte Bakterien sind besonders schützend und tragen dazu bei, die Integrität der Darmschleimhaut zu erhalten und die Immunaktivität zu regulieren. So sind beispielsweise nützliche Stämme wie Lactobacillus und Bifidobacterium dafür bekannt, die Darmgesundheit und das Gleichgewicht des Immunsystems zu unterstützen.

Nährstoffabsorption: Der Darm ist für die Aufnahme wichtiger Nährstoffe wie Selen, Zink und Vitamin D verantwortlich - allesamt entscheidend für die Gesundheit der Schilddrüse. Eine geschädigte Darmschleimhaut kann die Nährstoffabsorption beeinträchtigen, was die Schilddrüsenfehlfunktion und Autoimmunsymptome weiter verschlimmert. Darüber hinaus kann eine chronische Darmentzündung dazu führen, dass wichtige Vitamine und Mineralien verloren gehen, selbst wenn sie in der Nahrung vorhanden sind.

Systemische Entzündungen: Wenn der Darm entzündet ist, kann dies zur Freisetzung von entzündungsfördernden Zytokinen führen, Signalmolekülen, die die systemische Entzündung verschlimmern. Dieser erhöhte Entzündungszustand kann die Autoimmunaktivität verstärken und die Schädigung der Schilddrüse beschleunigen. Darüber hinaus kann diese systemische Entzündung zu Symptomen wie Gelenkschmerzen, Müdigkeit und sogar Depressionen beitragen, von denen Menschen mit Hashimoto häufig berichten.

Anzeichen einer Darmfunktionsstörung

Das Erkennen der Anzeichen einer Darmfunktionsstörung ist wichtig, um die Rolle des Darms bei Autoimmunerkrankungen zu erkennen. Zu den Symptomen gehören häufig:

- Anhaltende Blähungen oder Blähungen, insbesondere nach den Mahlzeiten.
- Nahrungsmittelempfindlichkeiten oder -unverträglichkeiten, die mit der Zeit zuzunehmen scheinen, z. B. gegenüber Gluten, Milchprodukten oder Nachtschattengewächsen.
- Häufiger Durchfall, Verstopfung oder wechselnde Stuhlgewohnheiten, die auf ein Ungleichgewicht im Mikrobiom des Darms hinweisen können.
- Hirnnebel und Müdigkeit, die oft mit systemischen Entzündungen verbunden sind, die vom Darm ausgehen.
- Gelenkschmerzen oder Hauterkrankungen wie Ekzeme, Schuppenflechte oder Akne, die äußere Anzeichen einer inneren Entzündung sind.
- Schwierigkeiten beim Abnehmen oder unerklärliche Gewichtsveränderungen, die häufig auf eine gestörte Nährstoffaufnahme oder hormonelle Störungen aufgrund von Darmentzündungen zurückzuführen sind.

Andere subtile Anzeichen für eine Darmfunktionsstörung können Mundgeruch, häufige Infektionen oder eine erhöhte Anfälligkeit für Erkältungen und Krankheiten aufgrund einer geschwächten Immunität sein.

Wenn Sie diese Symptome erkennen, lohnt es sich, die Gesundheit Ihres Darms zu untersuchen, da sie möglicherweise zu Ihren Hashimoto-Symptomen beiträgt. Instrumente wie Stuhlanalysen, Tests auf Nahrungsmittelempfindlichkeit und Bewertungen der Darmdurchlässigkeit können ein klareres Bild davon vermitteln, was in Ihrem Darm vor sich geht. Bleibt eine Darmfehlfunktion unbehandelt, kann sie den Entzündungszyklus aufrechterhalten, die Schilddrüsenfunktion stören und die Autoimmunaktivität verschlimmern. Proaktive Schritte zur Erkennung und Behandlung dieser Probleme können Ihr allgemeines Wohlbefinden und die Gesundheit Ihrer Schilddrüse erheblich verbessern.

Heilung des Darms zur Bewältigung von Autoimmunität

Führen Sie eine entzündungshemmende Ernährung ein: Konzentrieren Sie sich auf vollwertige, nährstoffreiche Lebensmittel und verzichten Sie auf häufige Entzündungsauslöser wie Gluten, Milchprodukte, raffinierten Zucker und verarbeitete Lebensmittel. Viele Menschen mit Hashimoto-Syndrom finden Linderung, indem sie sich glutenfrei oder nach dem Autoimmunprotokoll (AIP) ernähren. Die Aufnahme von Omega-3-reichen Lebensmitteln wie Lachs und Leinsamen kann ebenfalls zur Verringerung der Entzündung beitragen.

Unterstützen Sie das Mikrobiom: Nehmen Sie probiotikareiche Lebensmittel wie Joghurt, Kefir, Sauerkraut und Kimchi zu sich, um nützliche Bakterien einzuführen. Präbiotische Lebensmittel wie Knoblauch, Zwiebeln und Spargel ernähren diese Bakterien und helfen, das Gleichgewicht wiederherzustellen. Probiotische Nahrungsergänzungsmittel können besonders nützlich sein, um die nützlichen Stämme nach der Einnahme von Antibiotika oder in Stressphasen wieder aufzufüllen.

Reparatur der Darmschleimhaut: Bestimmte Nährstoffe wie L-Glutamin, Zink und Omega-3-Fettsäuren können dazu beitragen, die Darmschleimhaut zu reparieren und die Durchlässigkeit des Darms zu verringern. Knochenbrühe ist aufgrund ihres hohen Kollagengehalts eine weitere hervorragende Option zur Unterstützung der Darmheilung. Nahrungsergänzungsmittel wie Aloe vera oder Ulme können die Darmschleimhaut ebenfalls beruhigen und die Genesung fördern.

Stress abbauen: Chronischer Stress kann die Darmbarriere schwächen und das Mikrobiom stören. Achtsamkeitspraktiken wie Meditation oder tiefe Atemübungen können die Darmgesundheit deutlich verbessern. Sanfte Aktivitäten wie Yoga oder Tai Chi können den Stress weiter reduzieren und das allgemeine Wohlbefinden fördern.

Vermeiden Sie Giftstoffe: Reduzieren Sie die Belastung durch Umweltgifte wie Pestizide und BPA, die die Darmgesundheit beeinträchtigen können. Entscheiden Sie sich für Bio-Produkte, gefiltertes Wasser und BPA-freie Behälter, wann immer dies möglich ist. Regelmäßige Entgiftungspraktiken, wie z. B. eine erhöhte Aufnahme von Ballaststoffen zur Förderung der Ausscheidung, können die Darmgesundheit ebenfalls unterstützen.

Arbeiten Sie mit einem Fachmann zusammen: Ein Gesundheitsdienstleister oder ein Facharzt für funktionelle Medizin kann Sie durch spezifische Tests wie Stuhlanalysen oder Tests auf Nahrungsmittelempfindlichkeit anleiten, um zugrunde liegende Darmprobleme zu erkennen und einen individuellen Behandlungsplan zu erstellen. Fortgeschrittene Tests, wie z. B. Darmdurchlässigkeitstests, können zusätzliche Erkenntnisse über die Gesundheit Ihrer Darmbarriere liefern.

Die Heilung des Darms ist keine schnelle Lösung, aber sie ist ein grundlegender Schritt bei der Behandlung des Hashimoto-Syndroms und der Reduzierung der Autoimmunaktivität. Durch die Behandlung der Darmdurchlässigkeit und die Unterstützung eines gesunden Mikrobioms können Sie den Kreislauf der Entzündung durchbrechen und Ihre Schilddrüse vor weiteren Schäden schützen. Mit der Zeit können diese Maßnahmen die Nährstoffaufnahme verbessern, systemische Entzündungen reduzieren und das Immungleichgewicht wiederherstellen.

Kleine, konsequente Veränderungen in Ihrer Ernährung und Ihrem Lebensstil können zu tiefgreifenden Verbesserungen Ihrer allgemeinen Gesundheit und Ihres Wohlbefindens führen. Indem Sie sich Wissen aneignen und umsetzbare Schritte zur Heilung Ihres Darms unternehmen, schaffen Sie die Voraussetzungen für eine langfristige Vitalität, die es Ihnen ermöglicht, Ihr Hashimoto-Syndrom mit Zuversicht und Widerstandskraft in den Griff zu bekommen.

Hormonelle Ungleichgewichte

Die Schilddrüse arbeitet nicht isoliert. Sie ist Teil eines komplizierten endokrinen Systems, zu dem auch die Nebennieren, die Fortpflanzungsorgane und andere Hormonwege gehören. Wenn Sie jemals das Gefühl hatten, dass der Umgang mit dem Hashimoto-Syndrom überwältigend ist, sind Sie nicht allein - viele Menschen haben mit ähnlichen Problemen zu kämpfen, da hormonelle Ungleichgewichte ihre Symptome verstärken. Gemeinsam werden wir erforschen, wie diese Systeme zusammenwirken und wie sie Schritt für Schritt wieder ins Gleichgewicht gebracht werden können. Wenn ein Teil dieses Systems aus dem Gleichgewicht gerät, kann sich das auf den ganzen Körper auswirken, die Symptome verstärken und die Behandlung des Hashimoto-Syndroms erschweren. Das Verständnis der Wechselwirkung zwischen Schilddrüsenhormonen, Cortisol und Sexualhormonen ist der Schlüssel, um diesen Kreislauf zu durchbrechen und das Gleichgewicht wiederherzustellen.

Die Schilddrüse und Cortisol: Die Stressverbindung

Cortisol, gemeinhin als Stresshormon bekannt, wird von den Nebennieren als Reaktion auf körperlichen oder emotionalen Stress produziert. Während kurze Cortisolschübe nützlich sind, kann chronischer Stress zu anhaltend hohen Cortisolspiegeln führen, die die Schilddrüsenfunktion auf verschiedene Weise beeinträchtigen:

Gestörte Hormonproduktion: Erhöhte Cortisolspiegel unterdrücken die Hypothalamus-Hypophysen-Schilddrüsen-Achse (HPT) und verringern die Produktion von Schilddrüsenhormonen. Dies kann zu niedrigeren T3- und T4-Spiegeln führen, wodurch sich Hypothyreose-Symptome wie Müdigkeit, Gewichtszunahme und Depressionen verschlimmern.

Beeinträchtigte Umwandlung von T4 in T3: Cortisol beeinträchtigt die Leber und andere Gewebe, die für die Umwandlung von T4 (inaktives Schilddrüsenhormon) in T3 (aktives Schilddrüsenhormon) verantwortlich sind. Dies kann zu einer Anhäufung von umgekehrtem T3 führen, einer Form, die inaktiv ist, aber mit T3 um Rezeptorstellen konkurriert, was die Schilddrüsenfunktion weiter beeinträchtigt.

Entzündungskaskade: Chronischer Stress und ein erhöhter Cortisolspiegel fördern Entzündungen, die die Autoimmunaktivität beim Hashimoto-Syndrom verschlimmern können. Anhaltende Entzündungen beeinträchtigen auch die Immunregulation, so dass es dem Körper schwerer fällt, zwischen gesundem Gewebe und schädlichen Eindringlingen zu unterscheiden.

Nebennierenmüdigkeit: Ein anhaltender Cortisolanstieg kann zu einer Nebennierenermüdung führen, bei der die Nebennieren Schwierigkeiten haben, ausreichend Cortisol zu produzieren. Dies kann zu extremer Müdigkeit, niedrigem Blutdruck und einer verminderten Fähigkeit, mit Stress umzugehen, führen und die Hashimoto-Symptome verstärken.

Die Schilddrüse und die Sexualhormone

Die Beziehung zwischen den Schilddrüsenhormonen und den Sexualhormonen (Östrogen, Progesteron und Testosteron) ist ebenso wichtig. Diese Hormone arbeiten harmonisch zusammen, um den Stoffwechsel, die Stimmung, das Energieniveau und die reproduktive Gesundheit zu regulieren. Ein Ungleichgewicht bei einem Hormon kann jedoch die anderen stören:

Östrogendominanz: Erhöhte Östrogenspiegel im Verhältnis zu Progesteron, ein Zustand, der als Östrogendominanz bekannt ist, kann die Verfügbarkeit von Schilddrüsenhormonen verringern. Östrogen erhöht die Produktion von schilddrüsenbindendem Globulin (TBG), einem Protein, das die Schilddrüsenhormone im Blutkreislauf bindet, wodurch sie inaktiv und für die zelluläre Nutzung nicht verfügbar werden. Ein hoher Östrogenspiegel kann auch zu Gewichtszunahme und Stimmungsschwankungen beitragen.

Die schützende Rolle von Progesteron: Progesteron hat eine entzündungshemmende Wirkung und unterstützt die Schilddrüsenfunktion. Ein niedriger Progesteronspiegel, der häufig bei Frauen mit Hormonstörungen auftritt, kann Entzündungen verstärken und die Autoimmunaktivität bei Hashimoto verschlimmern. Progesteron spielt auch eine Rolle bei der Förderung eines erholsamen Schlafs, der für die Gesundheit der Schilddrüse unerlässlich ist.

Testosteron und Energielevel: Ein niedriger Testosteronspiegel, der bei Männern und Frauen nach der Menopause häufiger vorkommt, kann zu Müdigkeit, Muskelschwäche und verminderter Motivation führen und die Symptome einer Schilddrüsenunterfunktion verstärken. Testosteron unterstützt auch die Knochendichte und Muskelmasse, die bei Schilddrüsenerkrankungen beeinträchtigt sein können.

Hormonelle Schwankungen in verschiedenen Lebensphasen: Wichtige Lebensereignisse wie Schwangerschaft, Menopause oder Perimenopause können das Zusammenspiel von Schilddrüsen- und Sexualhormonen erheblich beeinflussen. So kann beispielsweise eine postpartale Thyreoiditis das Hashimoto-Syndrom auslösen oder verschlimmern, während die Wechseljahre die Symptome aufgrund des sinkenden Progesteron- und Östrogenspiegels oft verstärken.

Anzeichen eines hormonellen Ungleichgewichts

Die Anzeichen eines hormonellen Ungleichgewichts zu erkennen, ist der erste Schritt, um sie zu beseitigen. Wenn Ihnen diese Symptome in Ihrem Alltag aufgefallen sind, sollten Sie sich Mut machen: Zu verstehen, was in Ihrem Körper vor sich geht, ist ein wirksames Mittel zur Veränderung. Häufige Anzeichen sind:

- Unregelmäßige Menstruationszyklen oder starke Perioden
- Müdigkeit und niedriges Energieniveau
- Stimmungsschwankungen, Angstzustände oder Depressionen
- Verminderte Libido
- Unerklärliche Gewichtszunahme oder Schwierigkeiten beim Abnehmen
- Ausdünnung oder Verlust der Haare
- Schlechte Schlafqualität oder Schlaflosigkeit
- Hitzewallungen oder nächtliche Schweißausbrüche

Hormonelles Gleichgewicht wiederherstellen

Stress bewältigen: Praktizieren Sie stressreduzierende Techniken wie Achtsamkeit, Meditation und Yoga. Diese Aktivitäten können helfen, den Cortisolspiegel zu regulieren und ein Gefühl der Ruhe zu vermitteln. Üben Sie diese Techniken regelmäßig täglich, und sei es nur für 10-15 Minuten. Tiefe Atemübungen oder progressive Muskelentspannung können die Stressbewältigung weiter verbessern. Später in diesem Buch widmen wir dem Thema Stress ein ganzes Kapitel, in dem wir seine tief greifenden Auswirkungen auf das Hashimoto-Syndrom untersuchen und detaillierte Strategien für einen effektiven Umgang mit Stress anbieten. Ich möchte Sie ermutigen, diesen Abschnitt zu lesen, um tiefer in diesen kritischen Bereich der Gesundheit einzutauchen.

Unterstützung der Nebennieren: Nährstoffe wie Vitamin C, Magnesium und B-Vitamine sind wichtig für die Gesundheit der Nebennieren. Lebensmittel wie Zitrusfrüchte, Blattgemüse und Nüsse können diese Nährstoffe liefern. Pflanzliche Adaptogene wie Ashwagandha, Rhodiola und heiliges Basilikum können ebenfalls dazu beitragen, den Cortisolspiegel auszugleichen und die Widerstandsfähigkeit des Körpers gegenüber Stress zu verbessern. Eine ausreichende Flüssigkeitszufuhr und regelmäßige Mahlzeiten können die Funktion der Nebennieren weiter unterstützen.

Östrogen und Progesteron ausgleichen: Achten Sie auf eine Ernährung, die reich an Ballaststoffen, Kreuzblütlern (wie Brokkoli und Blumenkohl) und gesunden Fetten ist, um den Östrogenstoffwechsel zu unterstützen und eine Östrogendominanz abzubauen. Ziehen Sie das Saatgut-Cycling in Betracht, eine natürliche Methode zum Ausgleich der Hormone mit Leinsamen, Sesam, Sonnenblumenkernen und Kürbiskernen. Auch die Einschränkung von Alkohol und Koffein kann sich positiv auf den Hormonhaushalt auswirken.

Förderung des Testosteronspiegels: Führen Sie regelmäßig Krafttraining durch und achten Sie auf eine ausreichende Eiweißzufuhr, um die Gesundheit der Muskeln und die Testosteronproduktion zu fördern. Zinkhaltige Lebensmittel wie Austern und Kürbiskerne können ebenfalls helfen. Ausreichender Schlaf und der Abbau von chronischem Stress sind weitere Möglichkeiten, den Testosteronspiegel auf natürliche Weise zu steigern.

Arbeiten Sie mit einer medizinischen Fachkraft zusammen: Hormonelle Ungleichgewichte können komplex sein, und oft sind Tests erforderlich, um spezifische Mängel oder Überschüsse festzustellen. Blut-, Speichel- oder Urintests können Cortisolmuster, Östrogen-, Progesteron- und Testosteronspiegel messen und so ein klareres Bild von Ihrer hormonellen Gesundheit vermitteln. Ein medizinischer Betreuer kann gezielte Maßnahmen empfehlen, z. B. eine bioidentische Hormonersatztherapie (BHRT) oder maßgeschneiderte Nahrungsergänzungsmittel, um Ungleichgewichte wirksam anzugehen.

Legen Sie Wert auf erholsamen Schlaf: Schlaf ist wichtig für die Hormonregulierung. Schaffen Sie eine beruhigende Schlafenszeit-Routine, minimieren Sie die Bildschirmzeit vor dem Schlafengehen und halten Sie Ihre Schlafumgebung kühl und dunkel. Natürliche Schlafmittel wie Magnesiumglycinat oder Kamillentee können eine bessere Erholung unterstützen.

Die Behebung des hormonellen Ungleichgewichts ist ein wesentlicher Bestandteil einer wirksamen Behandlung des Hashimoto-Syndroms. Denken Sie daran, dass es auf dieser Reise nicht um Perfektion geht, sondern um Fortschritt. Jeder kleine Schritt, den Sie unternehmen, um Ihre Hormone ins Gleichgewicht zu bringen, ist ein Sieg und bringt Sie der Wiedererlangung Ihrer Gesundheit und Vitalität näher. Wenn Sie die Zusammenhänge zwischen Schilddrüse, Cortisol und Sexualhormonen verstehen, können Sie gezielte Schritte unternehmen, um das Gleichgewicht wiederherzustellen und die Symptome zu verringern. Kleine, konsequente Änderungen Ihrer Ernährung, Ihres Lebensstils und Ihrer Stressbewältigung können eine tiefgreifende Wirkung haben und Ihnen helfen, wieder mehr Energie zu gewinnen, Ihre Stimmung zu verbessern und ein größeres Wohlbefinden zu erreichen. Bei der hormonellen Gesundheit geht es nicht nur um die Behandlung einzelner Probleme, sondern darum, das gesamte endokrine System so zu fördern, dass es harmonisch funktioniert. Auf diese Weise können Sie Ihr Hashimoto-Syndrom in den Griff bekommen und sich in Ihrem täglichen Leben wohlfühlen.

Teil 2: Ernährung bei Hashimoto's

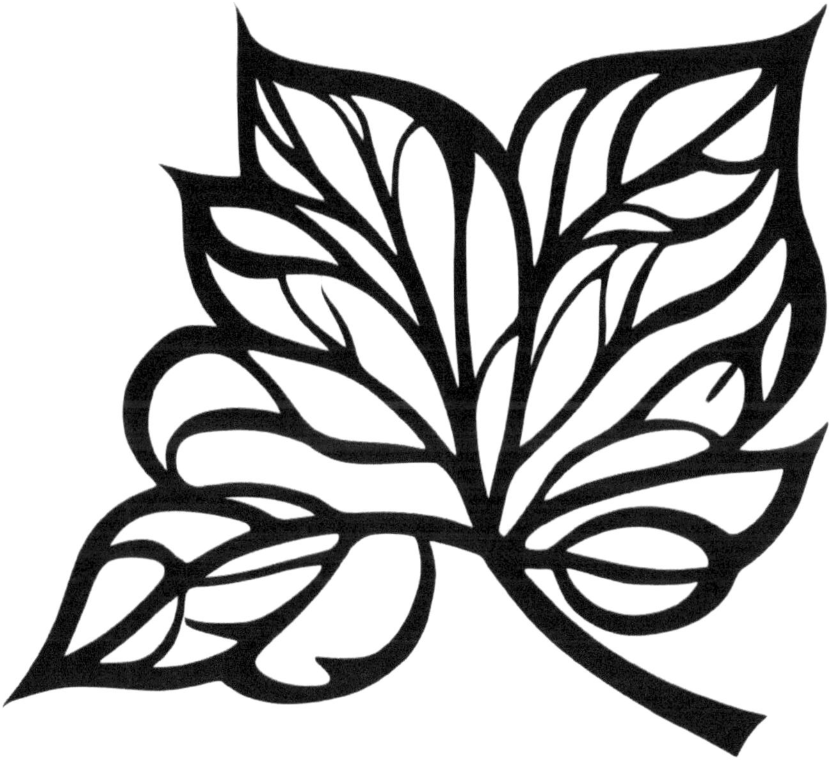

Lebensmittel als Medizin

Warum die Ernährung bei Autoimmunerkrankungen wichtig ist

Die Lebensmittel, die wir zu uns nehmen, spielen eine wichtige Rolle für unsere allgemeine Gesundheit, und für Menschen mit Autoimmunerkrankungen wie Hashimoto kann die Ernährung eine entscheidende Rolle spielen. Bei der Hashimoto-Thyreoiditis handelt es sich nicht nur um eine Schilddrüsenerkrankung, sondern um eine Autoimmunerkrankung, die auf chronischen Entzündungen beruht. Durch die Wahl der richtigen Lebensmittel können Sie die Entzündung verringern, die Schilddrüsenfunktion unterstützen und die Symptome besser in den Griff bekommen.

Autoimmunkrankheiten sind dadurch gekennzeichnet, dass das Immunsystem gesundes Gewebe angreift, was häufig zu chronischen Entzündungen führt. Beim Hashimoto-Syndrom greift das Immunsystem die Schilddrüse an und beeinträchtigt deren Fähigkeit, den Stoffwechsel, das Energieniveau und die Körpertemperatur zu regulieren. Der Zusammenhang zwischen Ernährung und Entzündung ist gut dokumentiert: Einige

Lebensmittel können die Immunreaktion verschlimmern, während andere dazu beitragen können, sie zu lindern. Wenn Sie Entzündungen mit Ihrer Ernährung bekämpfen, unterstützen Sie nicht nur Ihre Schilddrüse, sondern verringern auch die systemische Belastung Ihres Körpers.

Verschiedene Ernährungsansätze haben sich bei der Behandlung von Autoimmunerkrankungen als vielversprechend erwiesen, wobei jeder Ansatz je nach den individuellen Bedürfnissen und Empfindlichkeiten einzigartige Vorteile bietet:

Die Anti-Entzündungs-Diät: Konzentriert sich auf ganze, unverarbeitete Lebensmittel wie Obst, Gemüse, mageres Eiweiß und gesunde Fette. Diese Lebensmittel sind reich an Antioxidantien und Nährstoffen, die Entzündungen bekämpfen. Diese Diät ist besonders wirksam bei der Verringerung der systemischen Belastung des Körpers, was für die Bewältigung chronischer Entzündungen im Zusammenhang mit Autoimmunerkrankungen entscheidend ist.

Die Paleo-Diät: Verzichtet auf Getreide, Milchprodukte, Hülsenfrüchte und verarbeitete Lebensmittel und legt den Schwerpunkt auf nährstoffreiche Optionen wie Gemüse, Nüsse, Samen und hochwertige Proteine. Sie ist besonders hilfreich für Menschen, die potenzielle Entzündungsauslöser vermeiden und gleichzeitig eine reichhaltige Zufuhr an essenziellen Nährstoffen sicherstellen wollen. Die Konzentration auf natürliche Vollwertkost kann dazu beitragen, die Darmgesundheit zu verbessern, die bei Autoimmunerkrankungen häufig beeinträchtigt ist.

Die glutenfreie Diät: Ist besonders wichtig für Menschen mit Hashimoto. Gluten, das in Weizen, Gerste und Roggen vorkommt, kann bei manchen Menschen eine Immunreaktion auslösen, vor allem bei solchen mit Empfindlichkeiten oder Zöliakie. In diesen Fällen kann der Verzicht auf Gluten die Entzündung verringern und den Autoimmunangriff auf die Schilddrüse eindämmen, wodurch Symptome wie Hirnnebel und Müdigkeit gelindert werden.

Jeder Mensch reagiert anders auf diese Ernährungsweisen, daher ist es wichtig, unter Anleitung eines Arztes zu experimentieren, um herauszufinden, was für Sie am besten funktioniert. Das Führen eines Ernährungstagebuchs kann auch dabei helfen, Muster und Empfindlichkeiten zu erkennen, die vielleicht nicht sofort ersichtlich sind. Die Rezepte in **Teil 3: Das Hashimoto-Kochbuch** sind auf diese Prinzipien abgestimmt und bieten nährstoffreiche, entzündungshemmende Mahlzeiten, die die Gesundheit der Schilddrüse und das allgemeine Wohlbefinden unterstützen.

Was man isst

Entzündungshemmende Lebensmittel

Die Grundlage für eine Ernährung bei Hashimoto ist eine entzündungshemmende Ernährung. Diese nährstoffreichen Optionen helfen, Entzündungen zu reduzieren, die Immunfunktion zu unterstützen und die allgemeine Gesundheit der Schilddrüse zu fördern. Indem Sie eine Vielzahl frischer, vollwertiger Zutaten in Ihre Mahlzeiten einbauen, können Sie eine Ernährung kreieren, die Ihren Körper beruhigt und die Auslöser für Autoimmunerkrankungen minimiert. Entzündungshemmende Lebensmittel sind nicht nur für die Behandlung des Hashimoto-Syndroms von Vorteil, sondern unterstützen auch die allgemeine Gesundheit, indem sie das Risiko chronischer Krankheiten verringern.

Gemüse: Ein Kraftpaket an Nährstoffen

Grünes Blattgemüse: Spinat, Grünkohl, Mangold und Rucola sind reich an den Vitaminen A, C und K sowie an Magnesium und Eisen. Diese Nährstoffe verbessern die Gesundheit des Immunsystems und das Energieniveau. Blattgemüse unterstützt auch die Entgiftung der Leber , ein wichtiger Prozess bei der Behandlung des Hashimoto-Syndroms. Ein Grünkohl-Spinat-Salat mit einem Olivenöl-Dressing kann eine einfache, aber wirkungsvolle Ergänzung für Ihren Tag sein.

Kreuzblütler-Gemüse: Brokkoli, Blumenkohl und Rosenkohl sind, wenn sie gekocht werden, trotz ihrer goitrogenen Eigenschaften sicher für die Schilddrüsengesundheit. Diese Gemüsesorten liefern Ballaststoffe und Sulforaphan, eine Verbindung, die Entzündungen auf zellulärer Ebene verringern und vor oxidativen Schäden schützen kann.

Saisonale Produkte: Saisonale Produkte wie Zucchini im Sommer oder Kürbis im Herbst bieten den höchsten Nährwert. Saisonales Essen sorgt für Abwechslung, hält die Mahlzeiten spannend und maximiert die Nährstoffaufnahme.

Wurzelgemüse: Karotten, Rüben und Pastinaken sind reich an Ballaststoffen, Antioxidantien und natürlicher Süße. Das Rösten dieses Gemüses mit Olivenöl und Thymian verstärkt ihre Aromen und macht sie zu einer nährstoffreichen und sättigenden Beilage.

Früchte: Süß und funktionell

Beeren: Blaubeeren, Erdbeeren und Himbeeren sind reich an Anthocyanen, starken Antioxidantien, die die Schilddrüsenzellen vor oxidativen Schäden schützen. Fügen Sie sie Ihren Haferflocken hinzu, streuen Sie sie über Salate oder genießen Sie sie als Snack, um Ihre Aufnahme von entzündungshemmenden Stoffen zu erhöhen.

Zitrusfrüchte: Orangen, Zitronen und Grapefruits liefern Vitamin C, das für die Gesundheit des Immunsystems und die Gewebereparatur unerlässlich ist. Ein Spritzer Zitrone in Ihrem Wasser erfrischt und spendet Feuchtigkeit, während es gleichzeitig die Vitaminaufnahme erhöht.

Ballaststoffreiche Optionen: Äpfel und Birnen regulieren die Verdauung, stabilisieren den Blutzuckerspiegel und sorgen für anhaltende Energie. Ihr Pektingehalt fördert auch die Darmgesundheit, die eng mit der Immunfunktion verbunden ist.

Exotische Früchte: Papaya und Mangos bieten einzigartige Enzyme, die die Verdauung fördern und Entzündungen reduzieren. Sie können als nährstoffreiche Leckerei in Smoothies gemixt werden.

Gesunde Fette: Bausteine für die hormonelle Gesundheit

Avocado: Eine cremige, vielseitige Frucht, die reich an einfach ungesättigten Fetten und Kalium ist. Fügen Sie Scheiben zum Frühstückstoast hinzu oder mischen Sie sie in einen Smoothie für einen nährstoffreichen Schub. Avocados enthalten außerdem Glutathion, das die Leberfunktion unterstützt.

Natives Olivenöl extra: Dieses Öl ist reich an Ölsäure und kann nachweislich Entzündungsparameter reduzieren und die Herzgesundheit fördern. Verwenden Sie es großzügig in Salatdressings, träufeln Sie es über gebratenes Gemüse oder geben Sie einen Esslöffel in Suppen, um den Geschmack zu verstärken.

Nüsse und Samen: Mandeln, Walnüsse, Leinsamen und Chiasamen liefern Omega-3-Fettsäuren, Vitamin E und Zink. Eine Handvoll gemischter Nüsse kann als praktischer, entzündungshemmender Snack dienen. Gemahlene Leinsamen können für einen zusätzlichen Nährstoffschub zu Smoothies oder Backwaren hinzugefügt werden.

Gewürze und Kräuter: Die Geheimwaffen

Natürliche Geschmacksverstärker wie Kurkuma, Ingwer, Zimt und Knoblauch haben sowohl geschmackliche als auch therapeutische Vorteile. Zum Beispiel:

Kurkuma: Enthält Curcumin, eine Verbindung, die ausgiebig auf ihre Fähigkeit untersucht wurde, Entzündungsmarker zu senken. Geben Sie eine Prise in Suppen, Tees oder sogar Rühreier.

Ingwer: Wirkt verdauungsfördernd und entzündungshemmend und ist daher eine hervorragende Ergänzung für Tees oder Pfannengerichte.

Knoblauch: Stärkt das Immunsystem und reduziert Entzündungen; durch Rösten wird sein Geschmack gemildert und verleiht den Gerichten Tiefe.

Tipps für die Auswahl und Verwendung von frischen Zutaten

Kaufen Sie vor Ort ein: Bauernmärkte sind hervorragend geeignet, um saisonale und nährstoffreiche Produkte zu kaufen. Der Kauf vor Ort unterstützt auch die Nachhaltigkeit.

Setzen Sie auf Lebendigkeit: Wählen Sie Gemüse und Früchte, die leuchtende Farben haben und sich fest anfühlen, was auf Frische schließen lässt.

Im Voraus vorbereiten: Waschen und schneiden Sie Obst und Gemüse, sobald Sie es nach Hause bringen, damit Sie es häufig verwenden können. Bewahren Sie Grünzeug mit einem feuchten Papiertuch auf, damit es knackig bleibt.

Experimentieren Sie: Probieren Sie neue Kombinationen aus, z. B. gerösteten Rosenkohl mit etwas Honig oder gedünsteten Spinat mit Knoblauch und Zitrone. Das Experimentieren mit Gewürzen wie geräuchertem Paprika oder frischem Rosmarin kann einfache Gerichte aufwerten.

Indem Sie entzündungshemmende Lebensmittel in Ihre Mahlzeiten integrieren, unterstützen Sie nicht nur Ihre Schilddrüse, sondern sorgen auch für mehr Energie, eine bessere Verdauung und allgemeines Wohlbefinden. Die Rezepte in Teil 3 dieses Buches zeigen Ihnen, wie Sie diese Zutaten kreativ und effektiv einsetzen können.

Proteine, Fette und Kohlenhydrate: Das richtige Gleichgewicht finden

Ein ausgewogenes Verhältnis von Makronährstoffen ist der Schlüssel zur Aufrechterhaltung eines stabilen Energieniveaus und zur Verringerung von Entzündungen. Für Menschen mit Hashimoto-Syndrom kann die Konzentration auf hochwertige Proteine, gesunde Fette und komplexe Kohlenhydrate einen erheblichen Unterschied bei der Bewältigung der Symptome und der Verbesserung des allgemeinen Wohlbefindens ausmachen. Eine ausgewogene Ernährung unterstützt auch die hormonelle Regulierung, die Gesundheit der Verdauung und die langfristige Stabilität des Stoffwechsels.

Proteine

Proteine sind für die Gewebereparatur, den Muskelerhalt und die Hormonproduktion unerlässlich. Sie sind besonders wichtig für die Stabilisierung des Blutzuckerspiegels, der bei Menschen mit Schilddrüsenproblemen schwanken kann. Neben ihren grundlegenden Funktionen unterstützen Proteine auch das Immunsystem und helfen, durch Entzündungen verursachte Zellschäden zu reparieren. Bevorzugen Sie hochwertige Proteinquellen, wie z. B.:

Geflügel: Hähnchen und Truthahn, vorzugsweise aus biologischem Anbau oder Freilandhaltung, sind vielseitig und leicht zuzubereiten. Entscheiden Sie sich für Teile ohne Haut, um den Gehalt an gesättigten Fettsäuren zu reduzieren, und profitieren Sie dennoch von ihrem hohen Proteingehalt.

Fisch: Fettfische wie Lachs, Makrele und Sardinen liefern sowohl Eiweiß als auch Omega-3-Fettsäuren, die Entzündungen reduzieren und die kardiovaskuläre Gesundheit unterstützen. Sie eignen sich hervorragend zur Behandlung systemischer Entzündungen, die bei Autoimmunerkrankungen häufig auftreten.

Pflanzliche Optionen: Linsen, Kichererbsen, Quinoa und Tofu sind hervorragende pflanzliche Eiweißquellen für diejenigen, die auf tierische Produkte verzichten. Sie enthalten außerdem Ballaststoffe, die die Darmgesundheit fördern - ein wichtiger Faktor für Menschen mit Hashimoto-Syndrom.

Eier: Eier sind vollgepackt mit essenziellen Aminosäuren und Cholin und stellen eine nährstoffreiche Proteinoption dar, die auch die Gesundheit des Gehirns unterstützt.

Achten Sie darauf, zu jeder Mahlzeit eine Portion Eiweiß zu sich zu nehmen, um den Blutzuckerspiegel zu stabilisieren und den ganzen Tag über Energie zu haben. Ein Frühstück aus Rührei mit Spinat und Avocado zum Beispiel liefert Eiweiß und gesunde Fette für einen guten Start in den Tag.

Gesunde Fette

Gesunde Fette spielen eine entscheidende Rolle bei der Verringerung von Entzündungen und unterstützen die kognitive und hormonelle Gesundheit. Sie verbessern auch die Aufnahme von fettlöslichen Vitaminen wie A, D, E und K, die für das allgemeine Wohlbefinden wichtig sind. Nehmen Sie Fette aus Quellen wie kaltgepresstem Olivenöl, Avocados, Nüssen und Samen in Ihre Ernährung auf. Vermeiden Sie Transfette und stark verarbeitete Öle, die zu Entzündungen beitragen können.

- **Omega-3-Fettsäuren**: Omega-3-Fettsäuren sind in Fisch, Walnüssen, Leinsamen und Chia-Samen enthalten und bekämpfen systemische Entzündungen. Sie unterstützen auch die Gesundheit des Gehirns und die Stimmungsregulierung, die bei Menschen mit Hashimoto häufig beeinträchtigt sind.
- **Einfach ungesättigte Fette**: Quellen wie Olivenöl, Avocados und Nüsse liefern Energie und verbessern die Herzgesundheit. Diese Fette tragen auch dazu bei, dass die Energie den ganzen Tag über erhalten bleibt.
- **Tipps zum Kochen**: Ein Spritzer Olivenöl über gedünstetes Gemüse, eine Handvoll Walnüsse im Salat oder eine Scheibe Avocado auf dem morgendlichen Toast sind einfache Möglichkeiten, gesunde Fette in Ihre Mahlzeiten zu integrieren. Eine andere Idee ist, Leinsamen in einen Smoothie zu mischen, um einen zusätzlichen Schub an Omega-3-Fettsäuren und Ballaststoffen zu erhalten.

Kohlenhydrate

Kohlenhydrate sind die Hauptenergiequelle Ihres Körpers. Konzentrieren Sie sich auf komplexe Kohlenhydrate, die die Energie langsam freisetzen und dazu beitragen, den Blutzuckerspiegel zu regulieren und Entzündungen zu verringern. Vermeiden Sie raffinierte Kohlenhydrate wie Weißbrot und zuckerhaltige Snacks, da diese den Blutzuckerspiegel in die Höhe treiben und zu Müdigkeit und Entzündungen beitragen können.

- **Vollkorngetreide**: Quinoa, brauner Reis und Hafer sind ausgezeichnete Quellen für komplexe Kohlenhydrate und wichtige Mineralien wie Magnesium und Selen.
- **Stärkehaltiges Gemüse**: Süßkartoffeln, Karotten und Pastinaken liefern Ballaststoffe, Vitamine und natürliche Süße. Sie können geröstet oder gedünstet werden und sind eine nährstoffreiche Beilage.
- **Hülsenfrüchte**: Schwarze Bohnen, Linsen und Kichererbsen liefern sowohl Kohlenhydrate als auch Eiweiß, was sie zu einer vielseitigen Ergänzung der Mahlzeiten macht. Sie sind besonders gut geeignet, um das Energieniveau zu stabilisieren und die Darmgesundheit zu fördern.

Die Kombination von Kohlenhydraten mit Eiweiß und gesunden Fetten kann den Blutzuckerspiegel weiter stabilisieren und das Sättigungsgefühl verbessern. Kombinieren Sie zum Beispiel gebratene Süßkartoffeln mit gegrilltem Hähnchen und sautiertem Spinat für eine nährstoffreiche, ausgewogene Mahlzeit. Ein kleiner Spritzer Tahini oder Olivenöl verbessert sowohl den Geschmack als auch den Nährwert.

Anpassen Ihrer Waage

Jeder Mensch hat andere Ernährungsbedürfnisse, daher ist es eine persönliche Angelegenheit, das richtige Verhältnis der Makronährstoffe zu finden. Wenn Sie auf Ihren Körper hören und mit einer medizinischen Fachkraft zusammenarbeiten, können Sie die für Sie am besten geeigneten Proportionen bestimmen. Für viele Menschen mit Hashimoto-Syndrom ist eine Ernährung mit einem hohen Anteil an Eiweiß und gesunden Fetten und einem geringen Anteil an Kohlenhydraten gut geeignet, um das Energieniveau und die Entzündung zu kontrollieren. Die Beobachtung Ihrer Mahlzeiten und Ihres Befindens danach kann Ihnen wertvolle Erkenntnisse darüber liefern, was für Ihren individuellen Körper am besten geeignet ist.

Wenn Sie die Rolle von Proteinen, Fetten und Kohlenhydraten in Ihrer Ernährung verstehen, können Sie Mahlzeiten zubereiten, die nicht nur Ihren Körper nähren, sondern auch Ihre Schilddrüsengesundheit und allgemeine Vitalität unterstützen. Diese Prinzipien werden in den Rezept- und Speiseplankapiteln dieses Buches vertieft und mit praktischen Beispielen und Anleitungen versehen, damit Sie sie mühelos in Ihrem Alltag anwenden können.

Was zu vermeiden ist

Gluten, Milchprodukte, Soja: Mythen vs. Realität

Bei Menschen mit Hashimoto-Syndrom können bestimmte Lebensmittel die Entzündung verschlimmern und Autoimmunreaktionen auslösen. Gluten, Milchprodukte und Soja stehen oft ganz oben auf der Liste der möglichen Übeltäter. Auch wenn nicht jeder Hashimoto-Patient alle drei Lebensmittel meiden muss, kann das Wissen um ihre möglichen Auswirkungen dazu beitragen, dass Sie fundierte Ernährungsentscheidungen treffen. Indem Sie sich Klarheit darüber verschaffen, warum diese Lebensmittel problematisch sein könnten, und praktische Alternativen entdecken, können Sie Ihre Schilddrüsengesundheit und Ihr allgemeines Wohlbefinden unterstützen.

Gluten

Gluten ist ein Protein, das in Weizen, Gerste und Roggen vorkommt und für viele Menschen mit Hashimoto problematisch sein kann. Forschungsergebnisse deuten darauf hin, dass die molekulare Struktur von Gluten der des Schilddrüsengewebes sehr ähnlich ist. Diese Ähnlichkeit kann zu einem Phänomen führen, das als molekulare Mimikry bekannt ist und bei dem sich der Angriff des Immunsystems auf Gluten versehentlich gegen die Schilddrüse richten kann. Darüber hinaus kann Gluten die Durchlässigkeit des Darms erhöhen (gemeinhin als "leaky gut" bezeichnet), was die Autoimmunaktivität noch weiter verstärkt.

Maria, eine vielbeschäftigte Berufstätige, die mit dem Hashimoto-Syndrom zu kämpfen hat, bemerkte beispielsweise innerhalb weniger Wochen, nachdem sie Gluten aus ihrer Ernährung gestrichen hatte, eine deutliche Verbesserung ihres Energielevels und eine Verringerung des Gehirnnebels. Praktische Alternativen sind glutenfreie Körner wie Quinoa, brauner Reis, Hirse und zertifizierter glutenfreier Hafer. Beim Backen sind Mandelmehl, Kokosnussmehl oder Maniokmehl ein hervorragender Ersatz, wobei Textur und Geschmack erhalten bleiben.

Molkerei

Milchprodukte enthalten Proteine wie Kasein und Molke, die bei empfindlichen Personen Immunreaktionen hervorrufen können. Darüber hinaus ist eine Laktoseintoleranz bei Menschen mit Autoimmunerkrankungen weit verbreitet, was die Verdauung von Milchprodukten weiter erschwert. Der chronische Verzehr von Milchprodukten kann bei empfindlichen Personen zu Symptomen wie Blähungen, Hautreizungen und Gelenkschmerzen führen, die die bereits bei Hashimoto vorhandene Müdigkeit und das Unwohlsein noch verstärken können.

Die Entscheidung für milchfreie Alternativen kann einen erheblichen Unterschied ausmachen. So konnte Sarah, eine weitere Hashimoto-Patientin, ihren morgendlichen Smoothie ohne Verdauungsbeschwerden genießen, indem sie auf Mandelmilch oder Kokosnussjoghurt umstieg. Nährhefe kann auch als milchfreier Käseersatz verwendet werden und verleiht Gerichten einen käsigen Geschmack, ohne entzündliche Auswirkungen zu haben.

Soja

Soja enthält sogenannte Phytoöstrogene, die die Schilddrüsenhormonproduktion beeinträchtigen können, indem sie Östrogen im Körper nachahmen. Die Auswirkungen von Soja sind zwar nicht generell negativ, aber seine Fähigkeit, die Jodaufnahme zu hemmen und möglicherweise die Umwandlung von T4 in T3 zu stören, macht es zu einem Problem für Menschen mit Hashimoto-Syndrom. Außerdem enthalten verarbeitete Sojaprodukte wie Sojamilch, Tofu und Sojaproteinisolate oft Zusatzstoffe und sind stark verarbeitet, was sie für Menschen mit Autoimmunerkrankungen nicht gerade ideal macht.

Anstelle von Sojaprodukten können Sie auch Mandel- oder Kokosmilch, Kichererbsen als Eiweißalternative und Kokosaminos als geschmackvoller Ersatz für Sojasauce verwenden. Diese Optionen sorgen für Abwechslung in Ihrer Ernährung, ohne mögliche Störungen der Schilddrüse zu riskieren.

Es geht vor allem um Ausgewogenheit und individuelles Experimentieren. Ein völliger Verzicht auf Soja ist vielleicht nicht für jeden notwendig, aber ein maßvoller Konsum kann dazu beitragen, potenzielle Risiken zu minimieren und gleichzeitig die Ernährung angenehm und abwechslungsreich zu gestalten.

Umgang mit Zucker und verarbeiteten Lebensmitteln

Raffinierter Zucker und stark verarbeitete Lebensmittel tragen am meisten zu chronischen Entzündungen und einer schlechten Schilddrüsengesundheit bei. Diese Lebensmittel stören nicht nur das Gleichgewicht des Blutzuckers, sondern belasten auch das Immunsystem. Eine Umstellung auf diese Lebensmittel kann dazu beitragen, das Energieniveau zu stabilisieren, die Verdauung zu verbessern und Autoimmunreaktionen zu reduzieren.

Raffinierter Zucker, der häufig in Süßigkeiten, Limonaden und verpackten Lebensmitteln enthalten ist, führt zu einem raschen Ansteigen und Abfallen des Blutzuckerspiegels. Diese Schwankungen können Müdigkeit, Hirnnebel und Stimmungsschwankungen verschlimmern. Im Laufe der Zeit trägt ein übermäßiger Zuckerkonsum zu systemischen Entzündungen, Gewichtszunahme und Insulinresistenz bei, die alle die Schilddrüsenfunktion belasten können.

Um den Zuckerkonsum zu kontrollieren, sollten Sie raffinierten Zucker durch natürliche Süßstoffe wie Honig, Ahornsirup oder Stevia ersetzen. Diese Optionen können sparsam verwendet werden, um Heißhunger zu stillen, ohne Entzündungen auszulösen. Vollwertige Früchte wie Beeren, Äpfel und Birnen bieten eine natürlich süße Alternative und liefern gleichzeitig Ballaststoffe und wichtige Nährstoffe, die den Blutzuckerspiegel stabilisieren. Anna, eine Mutter von zwei Kindern, entdeckte, dass die Zubereitung von Obstsalaten mit ihren Kindern ein lustiger und gesunder Ersatz für zuckerhaltige Desserts ist.

Verarbeitete Lebensmittel sind aufgrund ihres hohen Gehalts an ungesunden Fetten, raffiniertem Zucker und chemischen Zusatzstoffen ebenfalls problematisch. Viele verarbeitete Produkte enthalten auch verstecktes Gluten, Milchprodukte oder Soja, was die Autoimmun-Symptome verschlimmern kann. Für Menschen mit Hashimoto-Syndrom ist es wichtig, sich auf vollwertige, möglichst wenig verarbeitete Lebensmittel zu konzentrieren. Wenn Sie zu Hause kochen, können Sie die Zutaten kontrollieren und versteckte Zusatzstoffe vermeiden. Wenn Mark, ein Lehrer mit einem hektischen Terminkalender, sonntags seine Mahlzeiten vorbereitet, kann er sicherstellen, dass er an den arbeitsreichen Wochentagen immer gesunde Mahlzeiten zur Verfügung hat.

Die Abkehr von Zucker und verarbeiteten Lebensmitteln bedeutet nicht, dass Sie sich entbehrungsreich fühlen müssen. Es gibt viele Möglichkeiten, schmackhafte und sättigende Mahlzeiten zu genießen und dabei entzündungsfördernde Zutaten zu vermeiden. Zum Beispiel können selbstgemachte Energiebrote aus Datteln, Nüssen und Samen zuckerhaltige Snacks ersetzen. Dressings und Soßen lassen sich mit Olivenöl, Zitronensaft und frischen Kräutern leicht selbst zubereiten. Mit gluten- und milchfreien Backwaren können Sie sich gelegentliche Leckereien gönnen, ohne die negativen Auswirkungen verarbeiteter Zutaten in Kauf nehmen zu müssen.

Durch den Verzicht auf Gluten, Milchprodukte, Soja, raffinierten Zucker und stark verarbeitete Lebensmittel können Sie einen wichtigen Schritt zur Verringerung von Entzündungen und zur Bewältigung Ihrer Hashimoto-Symptome tun. Die Rezepte in Teil 3 dieses Buches sind so konzipiert, dass dieser Übergang nahtlos erfolgt. Sie bieten praktische und köstliche Alternativen, die Ihre Gesundheit und kulinarische Kreativität unterstützen.

Teil 3: Das Hashimoto's Kochbuch

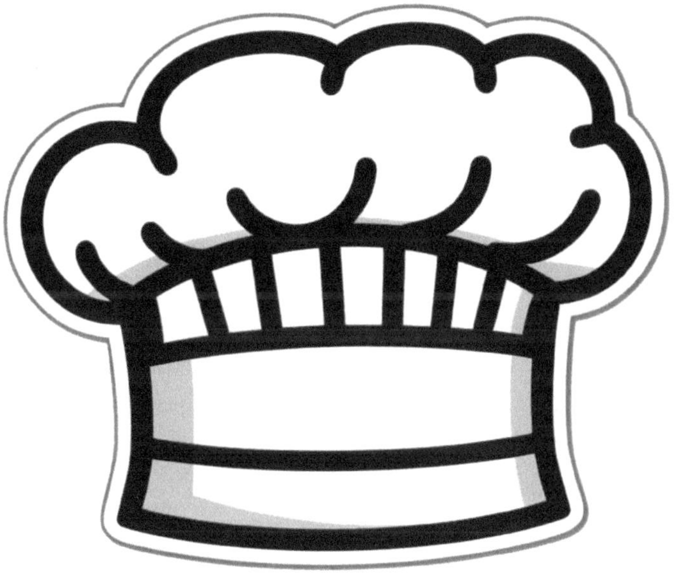

Frühstücke

Tanken Sie den ganzen Tag mit leckeren, schilddrüsenfreundlichen Rezepten

Das Frühstück ist ein so wichtiger Teil des Tages, und ich freue mich, einige meiner Lieblingsrezepte mit Ihnen zu teilen, damit Sie den Morgen richtig beginnen können. In diesem Kochbuch habe ich eine sorgfältig zusammengestellte Auswahl an Frühstücksrezepten zusammengestellt, die sowohl nahrhaft als auch schilddrüsenfreundlich sind.

Ganz gleich, ob Sie Lust auf einen lebendigen, nährstoffreichen Smoothie, ein warmes und gemütliches glutenfreies Gericht oder eine sättigende Kreation auf Eibasis haben, diese Rezepte wurden mit Sorgfalt zusammengestellt, um Geschmack, Nährwert und Leichtigkeit in Einklang zu bringen. Ich hoffe, sie inspirieren Sie dazu, jeden Morgen mit einer Mahlzeit zu beginnen, die Ihren Körper mit Energie versorgt und Ihr Wohlbefinden fördert.

Grüner Smoothie mit Grünkohl, Avocado und Leinsamen

Dieser nährstoffreiche grüne Smoothie ist die perfekte Art, den Tag zu beginnen. Er ist reich an Omega-3-Fettsäuren, Ballaststoffen und Antioxidantien und unterstützt die Gesundheit der Schilddrüse, während er gleichzeitig einen Energieschub liefert, der Sie den ganzen Morgen in Schwung hält.

Dient: 1 | **Vorbereitungszeit**: 5 Minuten | **Benötigte Ausrüstung**: Mixer, Messer, Schneidebrett | **Nährwertangaben**: 250 Kalorien, 6 g Eiweiß, 18 g Kohlenhydrate, 18 g Fett

Zutaten:

- 1 Tasse (etwa 30 g) frische Grünkohlblätter (ohne Stiele)
- 1/2 reife Avocado (ca. 75 g)
- 1 Esslöffel (10 g) gemahlene Leinsamen
- 1 kleiner grüner Apfel (ca. 100 g), entkernt und in Stücke geschnitten
- 1/2 Tasse (120 ml) ungesüßte Mandelmilch (oder Ihre bevorzugte milchfreie Milch)
- 1/2 Tasse (120 ml) Wasser
- Saft von 1/2 Zitrone (etwa 1 Esslöffel oder 15 ml)
- 1/2 Teelöffel (ca. 1 g) geriebener frischer Ingwer (optional, für zusätzliche entzündungshemmende Wirkung)
- Eine Handvoll Eiswürfel (optional, für einen gekühlten Smoothie)

Anweisungen:

1. Grünkohl, Avocado, Leinsamen, Apfel, Mandelmilch und Wasser in einen Mixer geben.
2. Den Zitronensaft auspressen und ggf. den geriebenen Ingwer hinzufügen.
3. Auf höchster Stufe pürieren, bis er glatt und cremig ist. Wenn der Smoothie zu dickflüssig ist, etwas mehr Wasser hinzufügen, bis die gewünschte Konsistenz erreicht ist.
4. Abschmecken und nach Bedarf anpassen. Wenn Sie einen süßeren Geschmack bevorzugen, fügen Sie ein kleines Stück Banane oder einen Spritzer Honig hinzu (optional).
5. In ein Glas gießen, nach Belieben Eiswürfel hinzufügen und sofort genießen.

Tipp des Küchenchefs:

- Für einen Proteinschub fügen Sie einen Messlöffel pflanzliches Proteinpulver ohne Geschmack oder mit Vanille hinzu.
- Um die Zubereitung zu erleichtern, können Sie die Zutaten (außer der Flüssigkeit) in einzelnen Beuteln vorbereiten und einfrieren, damit Sie sie morgens leicht mixen können.

Hinweis zur Schilddrüsengesundheit:

Dieser Smoothie ist vollgepackt mit Nährstoffen, die die Schilddrüsenfunktion unterstützen. Grünkohl liefert Antioxidantien und Vitamine, während Avocado und Leinsamen gesunde Fette und Omega-3-Fettsäuren liefern, die helfen, Entzündungen zu reduzieren. Zitronensaft und Ingwer sorgen für einen erfrischenden, entzündungshemmenden Kick und machen diesen Smoothie zu einer perfekten Ergänzung für eine Hashimoto-freundliche Ernährung.

Tropischer Smoothie mit Ananas, Ingwer und Kokosnussmilch

Lassen Sie sich mit diesem cremigen, erfrischenden Smoothie in ein tropisches Paradies entführen. Er ist vollgepackt mit entzündungshemmenden Inhaltsstoffen und Nährstoffen, die die Schilddrüse unterstützen, und eignet sich perfekt für einen morgendlichen Energieschub oder einen Muntermacher am Mittag.

Dient: 1 | **Vorbereitungszeit**: 5 Minuten | **Benötigte Ausrüstung**: Mixer, Messer, Schneidebrett | **Nährwertangaben**: 230 Kalorien, 2 g Eiweiß, 27 g Kohlenhydrate, 14 g Fett

Zutaten:

- 1 Tasse (ca. 165 g) frische Ananasstückchen
- 1/2 gefrorene Banane (ca. 50 g)
- 1/2 Tasse (120 ml) ungesüßte Kokosnussmilch
- 1/4 Tasse (60 ml) Wasser
- 1/2 Teelöffel (etwa 1 g) geriebener frischer Ingwer
- Saft von 1/2 Limette (etwa 1 Esslöffel oder 15 ml)
- 1 Esslöffel (7 g) geraspelte ungesüßte Kokosnuss (optional, zum Garnieren)
- Eine Handvoll Eiswürfel (optional, für einen gekühlten Smoothie)

Anweisungen:

- Ananas, gefrorene Banane, Kokosnussmilch, Wasser, Ingwer und Limettensaft in einen Mixer geben.
- Auf höchster Stufe pürieren, bis er glatt und cremig ist. Wenn der Smoothie zu dick ist, mehr Wasser hinzufügen, um die Konsistenz anzupassen.
- Abschmecken und nach Bedarf anpassen. Für einen süßeren Geschmack einen Spritzer Honig oder ein kleines Stück zusätzliche Banane hinzufügen.
- In ein Glas gießen, nach Belieben mit Kokosraspeln garnieren und sofort genießen.

Tipp des Küchenchefs:

- Um Zeit zu sparen, können Sie die Ananasstücke und die Banane in Gefrierbeutel vorportionieren und so schnell und einfach eine Mahlzeit vorbereiten. Wenn Sie den Smoothie noch erfrischender machen möchten, können Sie vor dem Mixen eine kleine Handvoll frischer Minzblätter hinzufügen.

Hinweis zur Schilddrüsengesundheit:

Dieser tropische Smoothie ist reich an Nährstoffen, die die Schilddrüsenfunktion unterstützen und Entzündungen reduzieren. Ananas enthält Bromelain, ein natürliches Enzym mit entzündungshemmenden Eigenschaften, während Kokosnussmilch gesunde Fette liefert, die die Hormonproduktion unterstützen. Ingwer und Limette verleihen dem Smoothie einen erfrischenden Geschmack und verstärken seine entzündungshemmende Wirkung noch.

Protein-Smoothie mit Mandelbutter und Blaubeeren

Dieser cremige, proteinreiche Smoothie ist perfekt für die Erholung nach dem Training oder einen nahrhaften Start in den Tag. Er strotzt nur so vor Antioxidantien aus Blaubeeren und gesunden Fetten aus Mandelbutter und ist eine köstliche Möglichkeit, Ihre Energie und Schilddrüsengesundheit zu unterstützen.

Dient: 1 | **Vorbereitungszeit**: 5 Minuten | **Benötigte Ausrüstung**: Mixer, Messer, Messbecher | **Nährwertangaben**: 290 Kalorien, 12 g Eiweiß, 22 g Kohlenhydrate, 18 g Fett

Zutaten:

- 1/2 Tasse (75 g) frische oder gefrorene Heidelbeeren
- 1 Esslöffel (16 g) Mandelbutter
- 1/2 gefrorene Banane (ca. 50 g)
- 1 Messlöffel (30 g) Eiweißpulver ohne Geschmack oder mit Vanillegeschmack
- 1/2 Tasse (120 ml) ungesüßte Mandelmilch
- 1/4 Tasse (60 ml) Wasser
- Eine Handvoll Eiswürfel (optional, für einen gekühlten Smoothie)
- 1 Teelöffel (5 g) Chiasamen (optional, zum Garnieren)

Anweisungen:

1. Heidelbeeren, Mandelbutter, Banane, Proteinpulver, Mandelmilch und Wasser in einen Mixer geben.
2. Auf höchster Stufe pürieren, bis die Masse glatt und cremig ist. Wenn die Konsistenz zu dick ist, etwas mehr Wasser oder Mandelmilch hinzufügen.
3. Abschmecken und nach Bedarf anpassen. Für zusätzliche Süße einen Spritzer Honig oder eine kleine Dattel hinzufügen.
4. In ein Glas füllen, nach Belieben mit Chiasamen bestreuen und sofort genießen.

Tipp des Küchenchefs:

- Das Hinzufügen einer Prise Zimt kann den Geschmack verbessern und zusätzlich entzündungshemmend wirken.

Hinweis zur Schilddrüsengesundheit:

Dieser Smoothie ist reich an Antioxidantien, gesunden Fetten und Eiweiß - wichtige Komponenten zur Unterstützung der Schilddrüse. Blaubeeren sind reich an Antioxidantien, die oxidativen Stress reduzieren, während Mandelbutter Vitamin E und Magnesium liefert, die das hormonelle Gleichgewicht fördern. Die Zugabe von Eiweißpulver sorgt für anhaltende Energie und Muskelregeneration und macht diesen Smoothie zu einer ausgezeichneten Wahl für alle, die mit dem Hashimoto-Syndrom zu tun haben oder einen nährstoffreichen Snack suchen.

Pfannkuchen aus Mandelmehl mit natürlichem Ahornsirup

Diese leichten und fluffigen Pfannkuchen aus Mandelmehl sind eine köstliche glutenfreie Alternative zu herkömmlichen Pfannkuchen. Sie eignen sich perfekt für das Frühstück oder den Brunch und enthalten viel Eiweiß und gesunde Fette, damit Sie den ganzen Tag über Energie haben. Beträufeln Sie sie mit natürlichem Ahornsirup für einen Hauch von Süße.

Dient: 2 | **Vorbereitungszeit**: 10 Minuten | **Kochzeit**: 15 Minuten | **Benötigte Ausrüstung**: Rührschüssel, Schneebesen, antihaftbeschichtete Pfanne, Spachtel **|** **Nährwertangaben**: 280 Kalorien (pro Portion), 8 g Eiweiß, 10 g Kohlenhydrate, 22 g Fett

Zutaten:

- 1 Tasse (100 g) Mandelmehl
- 2 große Eier
- 1/4 Tasse (60 ml) ungesüßte Mandelmilch
- 1 Esslöffel (15 ml) natürlicher Ahornsirup (plus extra zum Servieren)
- 1/2 Teelöffel (2 g) Backpulver
- 1/4 Teelöffel (1 g) Vanilleextrakt
- Eine Prise Salz
- Kokosnussöl oder Butter zum Einfetten der Bratpfanne

Anweisungen:

1. Mandelmehl, Backpulver und Salz in einer Rührschüssel verquirlen.
2. In einer separaten Schüssel Eier, Mandelmilch, Ahornsirup und Vanilleextrakt verquirlen, bis alles gut vermischt ist.
3. Nach und nach die feuchten Zutaten zu den trockenen Zutaten geben und rühren, bis ein glatter Teig entsteht. Ist der Teig zu dickflüssig, einen Spritzer mehr Mandelmilch hinzufügen.
4. Erhitzen Sie eine antihaftbeschichtete Pfanne bei mittlerer Hitze und fetten Sie sie leicht mit Kokosöl oder Butter ein.
5. Für jeden Pfannkuchen 2-3 Esslöffel Teig in die Pfanne geben und leicht verteilen, so dass ein Kreis entsteht.
6. 2-3 Minuten garen, bis sich an der Oberfläche Blasen bilden und die Ränder fest werden. Umdrehen und weitere 2 Minuten backen, bis sie goldbraun sind.

7. Den Vorgang mit dem restlichen Teig wiederholen und die Pfanne nach Bedarf einfetten.
8. Servieren Sie den Kuchen warm mit einem Spritzer natürlichem Ahornsirup und Ihrem Lieblingsbelag, z. B. frischen Beeren oder etwas Zimt.

Tipp des Küchenchefs:

- Damit diese Pfannkuchen besonders fluffig werden, lassen Sie den Teig vor dem Backen 5 Minuten ruhen.
- Für zusätzlichen Geschmack eine Prise gemahlenen Zimt oder Muskatnuss untermischen.

Hinweis zur Schilddrüsengesundheit: Diese Pfannkuchen sind eine großartige glutenfreie Frühstücksoption, die die Gesundheit der Schilddrüse unterstützt. Mandelmehl ist reich an Vitamin E und Magnesium, die Entzündungen hemmen und das hormonelle Gleichgewicht unterstützen. Durch die Verwendung von natürlichem Ahornsirup als Süßungsmittel ist der glykämische Effekt geringer als bei raffiniertem Zucker, so dass dieses Rezept ein gesunder Start in den Tag ist.

Kokosnussmehlwaffeln mit frischen Beeren

Außen knusprig und innen fluffig - diese Waffeln aus Kokosmehl sind eine köstliche glutenfreie Frühstücksvariante. Zusammen mit frischen Beeren sind sie ein gesunder, nährstoffreicher Start in den Tag.

Dient: 2 | **Vorbereitungszeit**: 10 Minuten | **Kochzeit**: 15 Minuten | **Benötigte Ausrüstung**: Rührschüssel, Schneebesen, Waffeleisen, Messbecher und Löffel | **Nährwertangaben**: 300 Kalorien (pro Portion), 10 g Eiweiß, 15 g Kohlenhydrate, 22 g Fett

Zutaten:

- 1/4 Tasse (30 g) Kokosnussmehl
- 3 große Eier
- 1/4 Tasse (60 ml) ungesüßte Kokosnussmilch
- 1 Esslöffel (15 ml) geschmolzenes Kokosnussöl (plus extra zum Einfetten)
- 1/2 Teelöffel (2 g) Backpulver
- 1 Teelöffel (5 g) Vanilleextrakt
- 1 Esslöffel (15 ml) natürlicher Ahornsirup (optional, zum Süßen)
- Eine Prise Salz
- 1/2 Tasse (75 g) gemischte frische Beeren (z. B. Erdbeeren, Heidelbeeren, Himbeeren) für den Belag

Anweisungen:

1. Heizen Sie Ihr Waffeleisen vor und fetten Sie es leicht mit Kokosnussöl ein.
2. Kokosmehl, Backpulver und Salz in einer Rührschüssel verquirlen.
3. In einer separaten Schüssel die Eier, die Kokosmilch, das geschmolzene Kokosöl, den Vanilleextrakt und den Ahornsirup (falls verwendet) verquirlen, bis alles gut vermischt ist.

4. Die feuchten Zutaten nach und nach zu den trockenen Zutaten geben und mischen, bis ein glatter Teig entsteht. Den Teig 5 Minuten ruhen lassen, damit er eindickt.
5. Gießen Sie den Teig in das vorgeheizte Waffeleisen und verteilen Sie ihn gleichmäßig. Nach den Anweisungen des Waffeleisens backen, in der Regel 3-5 Minuten, bis die Waffeln golden und knusprig sind.
6. Nehmen Sie die Waffeln vorsichtig heraus und wiederholen Sie den Vorgang mit dem restlichen Teig, wobei Sie das Waffeleisen nach Bedarf einfetten.
7. Servieren Sie die Waffeln warm, mit frischen Beeren und einem Spritzer Ahornsirup oder Kokosblütenzucker, falls gewünscht.

Tipp des Küchenchefs:

- Um den Geschmack zu verbessern, geben Sie einen Teelöffel geriebene Zitronenschale in den Teig.
- Für einen Proteinschub servieren Sie einen Klecks griechischen Joghurt oder ein paar Chiasamen darüber.

Hinweis zur Schilddrüsengesundheit: Diese Waffeln sind eine fantastische glutenfreie Option, die die Gesundheit der Schilddrüse unterstützt. Kokosmehl ist reich an Ballaststoffen und enthält wenig Kohlenhydrate, was dazu beiträgt, den Blutzuckerspiegel stabil zu halten. Die frischen Beeren liefern Antioxidantien, die oxidativen Stress bekämpfen, während die gesunden Fette in Kokosmilch und -öl die Hormonproduktion unterstützen und Entzündungen reduzieren.

Haferflockenschüssel mit Chia-Samen und Zimt

Diese warme, gemütliche und nährstoffreiche Haferflockenschüssel ist eine großartige Möglichkeit, den Tag zu beginnen. Mit dem Zusatz von Chiasamen für zusätzliche Ballaststoffe und Zimt für seine entzündungshemmenden Eigenschaften ist dieses Rezept perfekt für anhaltende Energie und die Unterstützung der Schilddrüsengesundheit.

Dient: 1 | **Vorbereitungszeit**: 5 Minuten | **Kochzeit**: 5 Minuten | **Benötigte Ausrüstung**: Kleiner Kochtopf, Rührlöffel, Messbecher | **Nährwertangaben**: 280 Kalorien, 8 g Eiweiß, 45 g Kohlenhydrate, 8 g Fett

Zutaten:

- 1/2 Tasse (50 g) glutenfreie Haferflocken
- 1 Tasse (240 ml) ungesüßte Mandelmilch (oder Wasser)
- 1 Esslöffel (10 g) Chiasamen
- 1/2 Teelöffel (1 g) gemahlener Zimt
- 1 Teelöffel (5 ml) Honig oder Ahornsirup (optional, zum Süßen)
- 1/4 Tasse (40 g) frische Beeren (z. B. Heidelbeeren, Erdbeeren)
- 1 Esslöffel (10 g) gehackte Nüsse (z. B. Mandeln, Walnüsse) zum Bestreuen

Anweisungen:

1. In einem kleinen Topf die Haferflocken, die Mandelmilch und die Chiasamen vermischen. Bei mittlerer Hitze unter häufigem Rühren 3-5 Minuten kochen, bis die Haferflocken weich sind und die Mischung eingedickt ist.
2. Gemahlenen Zimt und ggf. Honig oder Ahornsirup einrühren.
3. Die Haferflocken in eine Schüssel geben und mit frischen Beeren und gehackten Nüssen garnieren.
4. Warm servieren und sofort genießen.

Tipp des Küchenchefs:

- Für eine cremigere Konsistenz kochen Sie die Haferflocken halb mit Mandelmilch und halb mit Wasser.

Hinweis zur Schilddrüsengesundheit:

Diese Haferflocken sind eine hervorragende Quelle für Ballaststoffe, die eine gesunde Verdauung und einen stabilen Blutzuckerspiegel unterstützen. Chiasamen liefern Omega-3-Fettsäuren und wichtige Mineralien, während Zimt Entzündungen hemmt. Die Kombination aus Haferflocken und Nüssen liefert langanhaltende Energie und ist damit eine schilddrüsenfreundliche Frühstücksoption.

Frittata mit Spinat, Avocado und sonnengetrockneten Tomaten

Diese köstliche und nährstoffreiche Frittata eignet sich perfekt zum Frühstück, Brunch oder sogar als leichtes Abendessen. Mit Spinat, cremiger Avocado und würzigen sonnengetrockneten Tomaten ist sie eine glutenfreie, eiweißreiche Option, die die Gesundheit der Schilddrüse unterstützt.

Portionen: 2-3 | **Vorbereitungszeit**: 10 Minuten | **Kochzeit**: 15 Minuten | **Benötigte Ausrüstung**: Rührschüssel, Schneebesen, antihaftbeschichtete Pfanne, Spatel, Ofen | **Nährwertangaben**: 320 Kalorien (pro Portion), 14 g Eiweiß, 12 g Kohlenhydrate, 24 g Fett

Zutaten:

- 6 große Eier
- 1 Tasse (30 g) frischer Spinat, zerkleinert
- 1/4 Tasse (40 g) sonnengetrocknete Tomaten, gewürfelt
- 1/4 Teelöffel (1 g) Salz
- 1/2 Teelöffel (1 g) getrockneter Oregano (wahlweise)
- 1/4 Tasse (60 ml) ungesüßte Mandelmilch
- 1/2 Avocado (ca. 75 g), gewürfelt
- 1 Esslöffel (15 ml) Olivenöl (plus ggf. mehr zum Einfetten)
- 1/4 Teelöffel (1 g) schwarzer Pfeffer
-

Anweisungen:

1. Heizen Sie den Ofen auf 190 °C (375 °F) vor, wenn Sie die Frittata im Ofen zubereiten, oder stellen Sie den Herd auf mittlere Hitze ein.

2. In einer Rührschüssel Eier, Mandelmilch, Salz, Pfeffer und Oregano verquirlen, bis alles gut vermischt ist.
3. Das Olivenöl in einer beschichteten Pfanne bei mittlerer Hitze erhitzen. Den Spinat und die sonnengetrockneten Tomaten hinzufügen und für
4. 2-3 Minuten, bis der Spinat verwelkt ist.
5. Die Eimischung in die Pfanne gießen und darauf achten, dass sie den Spinat und die Tomaten gleichmäßig bedeckt. Vorsichtig umrühren, um die Zutaten zu verteilen.
6. Auf dem Herd 5-7 Minuten kochen, bis die Ränder anfangen, fest zu werden. Die gewürfelte Avocado darüber geben.
7. Die Pfanne in den Ofen schieben und 7-10 Minuten lang backen, bis die Frittata vollständig fest und oben leicht goldgelb ist. Wenn Sie keinen Backofen verwenden, können Sie die Frittata bei niedriger Hitze und mit einem Deckel weiterbacken, bis sie fest ist.
8. Vom Herd nehmen, in Keile schneiden und warm servieren. Mit einer Salatbeilage oder glutenfreiem Toast ist es eine komplette Mahlzeit.

Tipp des Küchenchefs:

- Für zusätzlichen Geschmack streuen Sie vor dem Backen eine Handvoll geriebenen milchfreien Käse darüber.

Hinweis zur Schilddrüsengesundheit: Spinat liefert wichtige Antioxidantien und Magnesium, während Avocado gesunde Fette liefert, die für die Hormonproduktion wichtig sind. Sonnengetrocknete Tomaten sind eine reichhaltige Quelle für Kalium und Antioxidantien, die die Gesamtenergie unterstützen und Entzündungen reduzieren.

Rührei mit Champignons und karamellisierten Zwiebeln

Weiches, cremiges Rührei gepaart mit erdigen Pilzen und süßen karamellisierten Zwiebeln ergibt ein sättigendes und nährstoffreiches Frühstück. Dieses Rezept ist schnell zubereitet und enthält viel Eiweiß, was es zu einem perfekten Start in den Tag macht.

Dient: 2 | **Vorbereitungszeit**: 10 Minuten | **Kochzeit**: 15 Minuten | **Benötigte Ausrüstung**: Antihaft-Pfanne, Spachtel, Messer, Schneidebrett | **Nährwertangaben**: 250 Kalorien (pro Portion), 14 g Eiweiß, 10 g Kohlenhydrate, 18 g Fett

Zutaten:

- 4 große Eier
- 1 Tasse (100 g) Champignons, in Scheiben geschnitten
- 1 Esslöffel (15 ml) Olivenöl
- 1/4 Tasse (60 ml) ungesüßte Mandelmilch
- 1/2 Tasse (80 g) gelbe Zwiebel, in dünne Scheiben geschnitten
- 1/2 Teelöffel (1 g) Salz

- 1/4 Teelöffel (1 g) schwarzer Pfeffer
- Frische Petersilie oder Schnittlauch (optional, zum Garnieren)

Anweisungen:

1. 1/2 Esslöffel Olivenöl in einer beschichteten Pfanne bei mittlerer Hitze erhitzen. Die in Scheiben geschnittenen Zwiebeln hinzufügen und unter gelegentlichem Rühren 8-10 Minuten braten, bis sie weich und goldbraun sind. Aus der Pfanne nehmen und beiseite stellen.
2. In dieselbe Pfanne das restliche Olivenöl und die Pilze geben. Unter gelegentlichem Rühren 5 Minuten braten, bis die Pilze weich und leicht gebräunt sind. Aus der Pfanne nehmen und mit den Zwiebeln beiseite stellen.
3. In einer Rührschüssel Eier, Mandelmilch, Salz und Pfeffer verquirlen, bis alles gut vermischt ist.
4. Die Hitze in der Pfanne auf niedrige Stufe reduzieren und die Eimischung hineingießen. Mit einem Spatel vorsichtig umrühren und langsam kochen, bis die Eier weich und cremig sind, etwa 3-5 Minuten.
5. Die karamellisierten Zwiebeln und Pilze wieder in die Pfanne geben und vorsichtig unter die Eier heben. Weitere 1 bis 2 Minuten braten, bis sie durchgewärmt sind.
6. Sofort servieren und nach Belieben mit frischer Petersilie oder Schnittlauch garnieren.

Tipp des Küchenchefs:

- Für einen zusätzlichen Geschmacksschub fügen Sie eine Prise geräucherten Paprika hinzu.
- Kombinieren Sie dieses Gericht mit glutenfreiem Toast oder einer Beilage aus frischem Gemüse für eine komplette Mahlzeit.

Hinweis zur Schilddrüsengesundheit: Dieses Gericht ist reich an Proteinen und Antioxidantien, die die Erholung der Muskeln unterstützen und Entzündungen reduzieren. Pilze liefern Selen, einen für die Schilddrüsenfunktion wichtigen Mineralstoff, während Zwiebeln natürliche Verbindungen enthalten, die die Gesundheit des Immunsystems fördern. Eier sind eine ausgezeichnete Quelle für Jod und Cholin, die für die Produktion von Schilddrüsenhormonen und das allgemeine Wohlbefinden wichtig sind.

Süßkartoffel-Toast mit Hummus und Avocado

Dieser Süßkartoffel-Toast ist eine nährstoffreiche Alternative zu herkömmlichem Toast und wird mit cremigem Hummus und Avocado zu einem schmackhaften, glutenfreien Frühstück oder Snack. Vollgepackt mit Vitaminen, gesunden Fetten und pflanzlichem Eiweiß ist es eine großartige Option, um die Schilddrüsengesundheit zu unterstützen und das Energieniveau zu steigern.

Dient: 2 | **Vorbereitungszeit**: 10 Minuten | **Kochzeit**: 20 Minuten | **Benötigte Ausrüstung**: Backblech, Messer, Schneidebrett, Toaster oder Ofen | **Nährwertangaben**: 290 Kalorien (pro Portion), 7 g Eiweiß, 30 g Kohlenhydrate, 15 g Fett

Zutaten:

- 1 große Süßkartoffel (ca. 250 g), der Länge nach in 0,6 cm dicke Scheiben geschnitten

- 1/2 Tasse (120 g) Hummus
- 1 Avocado (ca. 150 g), in Scheiben geschnitten
- 1 Esslöffel (15 ml) Olivenöl
- 1/4 Teelöffel (1 g) Salz
- 1/4 Teelöffel (1 g) schwarzer Pfeffer
- Optionaler Belag: Kirschtomaten, rote Paprikaflocken, frische Kräuter (z. B. Petersilie oder Koriander)

Anweisungen:

1. Heizen Sie den Backofen auf 400°F (200°C) vor und legen Sie ein Backblech mit Pergamentpapier aus.
2. Beide Seiten der Süßkartoffelscheiben mit Olivenöl bestreichen und mit Salz und Pfeffer bestreuen.
3. Die Scheiben in einer einzigen Schicht auf das vorbereitete Backblech legen. 15-20 Minuten backen, nach der Hälfte der Zeit wenden, bis sie weich und leicht gebräunt sind. Alternativ können die Süßkartoffelscheiben in einem Toaster auf höchster Stufe 3-5 Minuten lang geröstet werden, bis sie durchgebraten sind.
4. Hummus gleichmäßig auf jeder Süßkartoffelscheibe verteilen.
5. Mit Avocadoscheiben und optionalen Belägen wie Kirschtomaten, roten Paprikaflocken oder frischen Kräutern belegen.
6. Sofort servieren und genießen!

Tipp des Küchenchefs:

- Für einen Proteinschub können Sie Hanfsamen oder Tahin darüber streuen.
- Um Zeit zu sparen, backen Sie eine große Menge Süßkartoffelscheiben und bewahren Sie sie bis zu 3 Tage im Kühlschrank auf. Vor dem Servieren einfach im Toaster oder Ofen aufwärmen.

Hinweis zur Schilddrüsengesundheit: Dieses Rezept ist reich an Nährstoffen, die die Schilddrüse unterstützen. Süßkartoffeln liefern komplexe Kohlenhydrate und Vitamin A, das für die Energie- und Immunfunktion wichtig ist. Avocado liefert gesunde Fette zur Unterstützung der Hormonproduktion, während Hummus pflanzliches Eiweiß und Ballaststoffe liefert, die einen stabilen Blutzuckerspiegel fördern und Entzündungen reduzieren.

Mittagessen und Abendessen

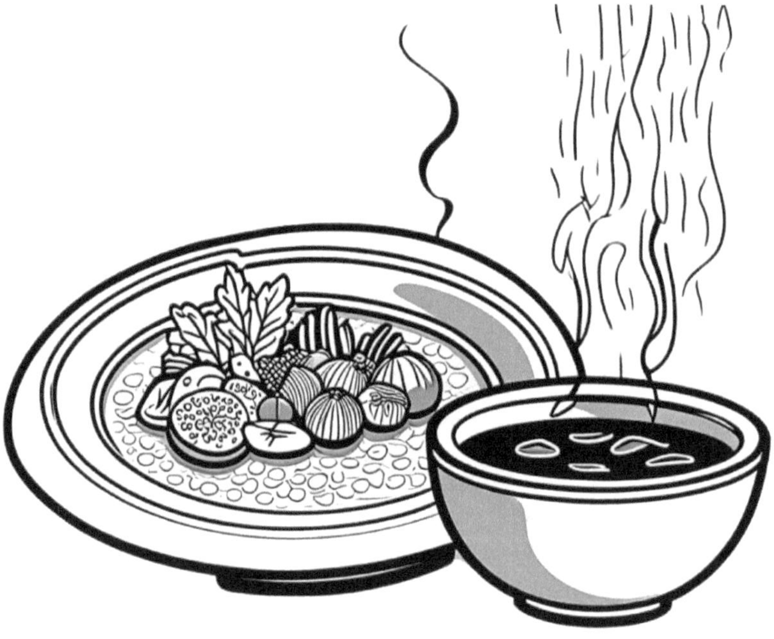

Nahrhafte Mahlzeiten für jede Gelegenheit

Wenn es um Mittag- und Abendessen geht, habe ich eine Rezeptsammlung zusammengestellt, die Vielfalt und Ausgewogenheit zelebriert. Diese Mahlzeiten sind ebenso nahrhaft wie köstlich und bieten Optionen für jedes Bedürfnis und jede Diät. Egal, ob Sie etwas Schnelles und Einfaches suchen oder ein Gericht, das Sie beeindrucken soll - in diesem Abschnitt finden Sie eine sorgfältig zusammengestellte Auswahl an Rezepten.

Sie werden herzhafte Suppen und Eintöpfe entdecken, die für Gemütlichkeit sorgen, proteinreiche Schüsseln, die Ihnen den ganzen Tag über Energie spenden, und einfache, aber schmackhafte Aufläufe und Ein-Pfannen-Gerichte, die den Vorbereitungs- und Reinigungsaufwand minimieren. Für diejenigen, die mehr pflanzliche Optionen suchen, habe ich kreative pflanzliche Hauptgerichte zusammengestellt, die unglaublich gut schmecken und dabei völlig fleischfrei sind. Wenn Sie Kohlenhydrate reduzieren möchten, werden Sie die sättigenden kohlenhydratarmen Abendessen zu schätzen wissen, die sowohl gesund als auch genussvoll sind. Und für diejenigen, die gerne die globale Küche erkunden, werden die von International Flavors inspirierten Gerichte Ihre Geschmacksnerven auf eine Reise um die Welt mitnehmen.

Jedes Rezept in diesem Abschnitt ist so konzipiert, dass es Ihre Schilddrüsengesundheit unterstützt und gleichzeitig sicherstellt, dass Sie niemals auf Geschmack oder Abwechslung verzichten müssen. Von lebendigen Zutaten bis hin zu einfachen Techniken sollen diese Gerichte das Vertrauen in Ihre Kochkünste stärken und mit jedem Bissen ein Gefühl der Freude vermitteln. Mit dieser Sammlung können Sie Ihre Mittags- und Abendessensroutine in eine Gelegenheit für Ernährung, Entdeckung und Genuss verwandeln.

Rote Linsen-Currysuppe mit Kokosnussmilch

Diese cremige, würzige Currysuppe aus roten Linsen ist ein gemütliches und nährstoffreiches Gericht, das sich perfekt als Mittag- oder Abendessen eignet. Sie ist vollgepackt mit pflanzlichem Eiweiß und entzündungshemmenden Zutaten, die sowohl sättigend als auch gesundheitsfördernd für die Schilddrüse sind.

Serviert: 4 | **Vorbereitungszeit**: 10 Minuten | **Kochzeit**: 25 Minuten | **Benötigte Ausrüstung**: Großer Topf, Holzlöffel, Messer, Schneidebrett | **Nährwertangaben**: 320 Kalorien (pro Portion), 12 g Eiweiß, 30 g Kohlenhydrate, 15 g Fett

Zutaten:

- 1 Tasse (200 g) rote Linsen, abgespült
- 1 kleine gelbe Zwiebel (ca. 100 g), fein gehackt
- 1 Esslöffel (15 g) geriebener frischer Ingwer
- 1 Teelöffel (2 g) gemahlener Kurkuma
- 1 Dose (400 ml) vollfette Kokosnussmilch
- 1 mittelgroße Karotte (ca. 80 g), gewürfelt
- 1/2 Teelöffel (1 g) Salz (oder nach Geschmack)
- Saft von 1/2 Limette (etwa 1 Esslöffel oder 15 ml)
- 1 Esslöffel (15 ml) Kokosnussöl
- 2 Knoblauchzehen, gehackt
- 2 Teelöffel (4 g) Currypulver
- 1/2 Teelöffel (1 g) gemahlener Kreuzkümmel
- 3 Tassen (720 ml) Gemüsebrühe
- 1 kleine rote Paprika (ca. 100 g), gewürfelt
- 1/4 Teelöffel (1 g) schwarzer Pfeffer
- Frischer Koriander oder Petersilie zum Garnieren (optional)

Anweisungen:

1. Das Kokosnussöl in einem großen Topf bei mittlerer Hitze erhitzen. Die Zwiebel hinzugeben und 3-4 Minuten kochen, bis sie weich ist.
2. Knoblauch, Ingwer, Currypulver, Kurkuma und Kreuzkümmel einrühren. 1-2 Minuten unter häufigem Rühren kochen, bis es duftet.
3. Rote Linsen, Kokosmilch, Gemüsebrühe, Karotten, rote Paprika, Salz und schwarzen Pfeffer hinzufügen. Umrühren, um zu kombinieren.
4. Die Mischung zum Kochen bringen, dann die Hitze reduzieren und 20 Minuten köcheln lassen, bis die Linsen weich sind und die Suppe eingedickt ist.
5. Den Limettensaft unterrühren und bei Bedarf nachwürzen.
6. Heiß servieren und nach Belieben mit frischem Koriander oder Petersilie garnieren.

Tipp des Küchenchefs:

- Für zusätzliche Proteine können Sie vor dem Servieren eine Handvoll gekochter Kichererbsen in die Suppe geben.

Hinweis zur Schilddrüsengesundheit: Diese Suppe ist reich an entzündungshemmenden Gewürzen wie Kurkuma und Ingwer, die die Immunfunktion unterstützen und oxidativen Stress reduzieren. Rote Linsen liefern pflanzliches Eiweiß und Eisen, die für die Energieproduktion wichtig sind, während Kokosmilch gesunde Fette liefert, die die Hormonregulierung und die allgemeine Gesundheit der Schilddrüse unterstützen.

Minestrone mit Gemüse der Saison und Knochenbrühe

Diese herzhafte und nährstoffreiche Variante eines klassischen Gerichts ist eine saisonale Gemüseminestrone mit Knochenbrühe, die reich an Vitaminen, Mineralien und Antioxidantien ist. Sie eignet sich perfekt für eine gemütliche Mahlzeit, unterstützt die Darmgesundheit und steigert die Energie, was sie ideal für Menschen mit Hashimoto-Syndrom macht.

Geeignet für: 4-6 | **Vorbereitungszeit**: 15 Minuten | **Kochzeit**: 30 Minuten | **Benötigte Ausrüstung**: Großer Topf, Holzlöffel, Messer, Schneidebrett | **Nährwertangaben**: 200 Kalorien (pro Portion), 10 g Eiweiß, 18 g Kohlenhydrate, 8 g Fett

Zutaten:

- 1 Esslöffel (15 ml) Olivenöl
- 2 Knoblauchzehen, gehackt
- 2 Stangen Staudensellerie (ca. 100 g), gewürfelt
- 1 Tasse (150 g) grüne Bohnen, geputzt und in 1-Zoll-Stücke geschnitten
- 2 Tassen (480 ml) Wasser
- 1/2 Teelöffel (1 g) getrockneter Thymian
- 1/4 Teelöffel (1 g) schwarzer Pfeffer
- 1/2 Tasse (100 g) gekochte Cannellini-Bohnen (optional, für zusätzliche Proteine)
- 1 kleine gelbe Zwiebel (ca. 100 g), fein gehackt
- 2 mittelgroße Möhren (ca. 150 g), gewürfelt
- 1 mittelgroße Zucchini (ca. 200 g), gewürfelt
- 4 Tassen (960 ml) Knochenbrühe (Huhn oder Rind)
- 1 Dose (400 g) gewürfelte Tomaten
- 1/2 Teelöffel (1 g) getrockneter Oregano
- 1/2 Teelöffel (2 g) Salz (oder nach Geschmack)
- 1/4 Tasse (15 g) frische Petersilie, gehackt (optional, zum Garnieren)

Anweisungen:

1. Erhitzen Sie das Olivenöl in einem großen Topf bei mittlerer Hitze. Zwiebeln, Knoblauch, Karotten und Sellerie hinzufügen. 5-7 Minuten unter gelegentlichem Rühren kochen, bis das Gemüse weich ist.
2. Die Zucchini und die grünen Bohnen einrühren. Weitere 3-4 Minuten kochen.
3. Die Knochenbrühe, das Wasser, die Tomatenwürfel, den Thymian, den Oregano, das Salz und den Pfeffer hinzufügen. Die Mischung zum Kochen bringen, dann die Hitze auf niedrige Stufe reduzieren und 20 Minuten köcheln lassen.

4. Wenn Sie Cannellini-Bohnen verwenden, rühren Sie diese in den letzten 5 Minuten der Kochzeit in die Suppe.
5. Abschmecken und bei Bedarf nachwürzen. Heiß servieren und nach Belieben mit frischer Petersilie garnieren.

Tipp des Küchenchefs:

- Für eine herzhaftere Mahlzeit fügen Sie 1/2 Tasse (85 g) glutenfreie Nudeln oder gekochte Quinoa während der letzten 10 Minuten des Kochens hinzu.

Hinweis zur Schilddrüsengesundheit: Knochenbrühe ist reich an Kollagen und Aminosäuren, die die Gesundheit des Darms unterstützen und Entzündungen reduzieren - beides ist für die Behandlung des Hashimoto-Syndroms entscheidend. Die verschiedenen Gemüsesorten liefern Antioxidantien und Ballaststoffe, die die Verdauung und das allgemeine Wohlbefinden fördern. Die Zugabe von Cannellini-Bohnen erhöht den Proteingehalt und sorgt für anhaltende Energie und Sättigung.

Gebackenes Huhn und Gemüseeintopf

Dieser herzhafte gebackene Hühner- und Gemüseeintopf ist ein gemütliches Eintopfgericht, das zu jeder Jahreszeit passt. Vollgepackt mit Proteinen, Ballaststoffen und Antioxidantien ist es eine einfache und nahrhafte Option, die die Gesundheit der Schilddrüse unterstützt und Ihnen Energie gibt.

Dient: 4 | **Vorbereitungszeit**: 15 Minuten | **Kochzeit**: 1 Stunde | **Benötigte Ausrüstung**: Auflaufform mit Deckel oder Folie, Messer, Schneidebrett, Rührschüssel | **Nährwertangaben**: 350 Kalorien (pro Portion), 28 g Eiweiß, 20 g Kohlenhydrate, 15 g Fett

Zutaten:

- 4 entbeinte Hähnchenschenkel (ca. 600 g), ohne Haut
- 2 Stangen Staudensellerie (ca. 100 g), gewürfelt
- 2 mittelgroße Kartoffeln (ca. 300 g), geschält und in Würfel geschnitten
- 3 Knoblauchzehen, gehackt
- 2 Tassen (480 ml) Hühnerknochenbrühe
- 1 Teelöffel (2 g) getrockneter Rosmarin
- 1/2 Teelöffel (1 g) Salz
- Frische Petersilie zum Garnieren (optional)
- 2 mittelgroße Möhren (ca. 150 g), in Scheiben geschnitten
- 1 mittelgroße Zwiebel (ca. 100 g), gewürfelt
- 1 Tasse (150 g) Kirschtomaten, halbiert
- 1 Esslöffel (15 ml) Olivenöl
- 1 Teelöffel (2 g) getrockneter Thymian
- 1/2 Teelöffel (1 g) Paprika
- 1/4 Teelöffel (1 g) schwarzer Pfeffer
-

Anweisungen:

1. Heizen Sie den Ofen auf 190°C (375°F) vor.
2. In einer großen Schüssel Karotten, Sellerie, Zwiebeln, Kartoffeln, Kirschtomaten und Knoblauch mischen. Mit Olivenöl beträufeln und mit Thymian, Rosmarin, Paprika, Salz und Pfeffer bestreuen. Gleichmäßig durchschwenken.
3. Die Gemüsemischung in eine Auflaufform geben. Die Hähnchenschenkel auf dem Gemüse anrichten.
4. Die Hühnerknochenbrühe über das Gemüse und das Huhn gießen, so dass alles gleichmäßig befeuchtet ist.
5. Die Auflaufform mit einem Deckel oder Folie abdecken und 45 Minuten lang backen.
6. Den Deckel abnehmen und weitere 15 Minuten backen, damit das Hähnchen leicht bräunen kann.
7. Aus dem Ofen nehmen, nach Belieben mit frischer Petersilie garnieren und warm servieren. Zusammen mit glutenfreiem Brot oder gedünstetem Gemüse ist es eine komplette Mahlzeit.

Tipp des Küchenchefs:

- Für zusätzlichen Geschmack marinieren Sie das Huhn vor der Zubereitung 1 Stunde lang in Olivenöl, Knoblauch und Kräutern.

Hinweis zur Schilddrüsengesundheit: Dieses Gericht ist reich an Eiweiß und wichtigen Nährstoffen. Das Hähnchen liefert mageres Eiweiß für die Muskelreparatur und anhaltende Energie, während die verschiedenen Gemüsesorten Antioxidantien und Ballaststoffe enthalten, die die Verdauung fördern und Entzündungen reduzieren. Die Knochenbrühe fügt Kollagen und Aminosäuren hinzu, die die Darmgesundheit und die allgemeine Schilddrüsenfunktion fördern.

Langsam gekochter Rinderschmorbraten mit Wurzelgemüse

Dieser zarte und schmackhafte Schmorbraten aus Rindfleisch, der langsam gegart wird, ist ein gemütliches Gericht, das sich perfekt für ein Familienessen oder für die Zubereitung von Mahlzeiten eignet. Vollgepackt mit Proteinen und nährstoffreichem Wurzelgemüse ist es eine schilddrüsenfreundliche Option, die sowohl sättigend als auch nahrhaft ist.

Dient: 4-6 | **Vorbereitungszeit**: 15 Minuten | **Kochzeit**: 6-8 Stunden (langsamer Kocher) | **Benötigte Ausrüstung**: Slow Cooker oder Dutch Oven, Messer, Schneidebrett | **Nährwertangaben**: 400 Kalorien (pro Portion), 35 g Eiweiß, 20 g Kohlenhydrate, 18 g Fett

Zutaten:

- 2 Pfund (900 g) Rinderhackbraten
- 2 mittelgroße Möhren (ca. 150 g), in Stücke geschnitten
- 1 mittelgroße gelbe Zwiebel (ca. 100 g), gewürfelt
- 2 mittelgroße Kartoffeln (ca. 300 g), gewürfelt
- 1 Esslöffel (15 ml) Tomatenmark
- 1 Teelöffel (2 g) getrockneter Rosmarin
- 1 Esslöffel (15 ml) Olivenöl
- 2 Pastinaken (ca. 150 g), in Würfel geschnitten
- 3 Knoblauchzehen, gehackt
- 2 Tassen (480 ml) Rinderknochenbrühe
- 1 Teelöffel (2 g) getrockneter Thymian
- 1/2 Teelöffel (1 g) Paprika

- 1/2 Teelöffel (1 g) Salz
- 1 Lorbeerblatt
- 1/4 Teelöffel (1 g) schwarzer Pfeffer
- Frische Petersilie zum Garnieren (optional)

Anweisungen:

1. Das Olivenöl in einer großen Pfanne bei mittlerer bis hoher Hitze erhitzen. Das Rindfleisch auf allen Seiten anbraten, bis es gebräunt ist, etwa 2-3 Minuten pro Seite. Das Rindfleisch in den Slow Cooker oder Dutch Oven geben.
2. Möhren, Pastinaken, Kartoffeln, Zwiebeln und Knoblauch um das Rindfleisch herum verteilen.
3. In einer kleinen Schüssel die Knochenbrühe, das Tomatenmark, Thymian, Rosmarin, Paprika, Salz und Pfeffer verquirlen. Die Mischung über das Rindfleisch und das Gemüse gießen. Das Lorbeerblatt hinzugeben.
4. Zugedeckt auf kleiner Flamme 6-8 Stunden kochen (oder 3-4 Stunden auf hoher Flamme), bis das Rindfleisch zart ist und sich mit einer Gabel leicht auseinanderziehen lässt.
5. Das Lorbeerblatt entfernen und wegwerfen. Das Rindfleisch zerkleinern oder in Portionen schneiden. Die Brühe abschmecken und bei Bedarf nachwürzen.
6. Servieren Sie den Schmorbraten mit dem Gemüse und garnieren Sie ihn nach Belieben mit frischer Petersilie.

Tipp des Küchenchefs:

- Für einen intensiveren Geschmack die Pfanne nach dem Anbraten des Rindfleischs mit 1/4 Tasse (60 ml) Rotwein ablöschen und in den Slow Cooker geben.

Hinweis zur Schilddrüsengesundheit: Rindfleisch liefert Eisen und Zink, die für die Energieproduktion und die Immunfunktion wichtig sind, während das Wurzelgemüse Ballaststoffe und Antioxidantien enthält, die die Verdauung unterstützen und Entzündungen verringern. Knochenbrühe fügt Kollagen und Aminosäuren hinzu, die die Darmgesundheit und die Schilddrüsenfunktion fördern.

Quinoa Bowl mit gegrilltem Lachs und Zitronenspargel

Diese lebendige Quinoa-Bowl mit zartem gegrilltem Lachs und würzigem Zitronenspargel ist eine protein- und nährstoffreiche Mahlzeit. Sie eignet sich perfekt als Mittag- oder Abendessen und ist eine schmackhafte Möglichkeit, die Gesundheit der Schilddrüse und das allgemeine Wohlbefinden zu unterstützen.

Dient: 2 | **Vorbereitungszeit**: 10 Minuten | **Kochzeit**: 20 Minuten | **Benötigte Ausrüstung**: Mittelgroßer Kochtopf, Grillpfanne oder Pfanne, Messer, Schneidebrett | **Nährwertangaben**: 450 Kalorien (pro Portion), 30 g Eiweiß, 28 g Kohlenhydrate, 20 g Fett

Zutaten:

- 1/2 Tasse (90 g) Quinoa, abgespült
- 1 Tasse (240 ml) Wasser oder Gemüsebrühe
- 2 Lachsfilets (insgesamt etwa 300 g)

- 1 Esslöffel (15 ml) Olivenöl, aufgeteilt
- 1 Bund (200 g) Spargel, gestutzt
- Saft und Schale von 1/2 Zitrone (etwa 1 Esslöffel oder 15 ml Saft)
- 1/2 Teelöffel (1 g) Salz
- 1/4 Teelöffel (1 g) schwarzer Pfeffer
- 1 Esslöffel (4 g) frischer Dill, gehackt (optional, zum Garnieren)

Anweisungen:

1. Quinoa und Wasser oder Gemüsebrühe in einem mittelgroßen Kochtopf vermengen. Zum Kochen bringen, dann die Hitze auf niedrige Stufe reduzieren und zugedeckt 15 Minuten köcheln lassen, bis die Quinoa weich ist und die Flüssigkeit aufgesogen wurde. Mit einer Gabel auflockern und beiseite stellen.
2. Während die Quinoa kocht, eine Grillpfanne oder Pfanne bei mittlerer Hitze erhitzen. Die Lachsfilets mit 1/2 Esslöffel Olivenöl bepinseln und mit Salz und Pfeffer würzen. 3 bis 4 Minuten pro Seite grillen oder bis sie gar sind.
3. Den Spargel mit dem restlichen Olivenöl, dem Zitronensaft und der Schale vermengen. 5-7 Minuten grillen oder sautieren, bis er zart, aber knackig ist.
4. Die Quinoa auf zwei Schüsseln aufteilen. Mit dem gegrillten Lachs und dem Zitronenspargel belegen. Nach Belieben mit frischem Dill garnieren und sofort servieren.

Tipp des Küchenchefs:

- Für zusätzlichen Geschmack marinieren Sie den Lachs vor dem Kochen 30 Minuten lang in einer Mischung aus Olivenöl, Knoblauch und Zitronensaft.
- Um Zeit zu sparen, kochen Sie die Quinoa im Voraus und bewahren Sie sie bis zu 3 Tage im Kühlschrank auf.

Hinweis zur Schilddrüsengesundheit: Dieses Gericht ist reich an Omega-3-Fettsäuren aus dem Lachs, die entzündungshemmend wirken und die Gehirn- und Schilddrüsenfunktion unterstützen. Quinoa liefert pflanzliches Eiweiß und wichtige Mineralien, während Spargel Antioxidantien und Ballaststoffe enthält, die die Verdauung und die allgemeine Gesundheit fördern.

Gebratener Hühnersalat mit Avocado und Sonnenblumenkernen

Dieser Salat mit gebratenem Hähnchen kombiniert cremige Avocado, knackige Sonnenblumenkerne und eine Mischung aus frischem Gemüse zu einer köstlichen und ausgewogenen Mahlzeit. Er enthält viel Eiweiß und gesunde Fette und ist perfekt geeignet, um das Energieniveau zu steigern und Entzündungen zu reduzieren.

Serviert: 2 | **Vorbereitungszeit**: 10 Minuten | **Kochzeit**: 25 Minuten | **Benötigte Ausrüstung**: Backblech, Rührschüssel, Messer, Schneidebrett | **Nährwertangaben**: 400 Kalorien (pro Portion), 35 g Eiweiß, 12 g Kohlenhydrate, 20 g Fett

Zutaten:

- 2 Hühnerbrüste ohne Knochen und Haut (insgesamt etwa 300 g)
- 1 Esslöffel (15 ml) Olivenöl
- 1/2 Teelöffel (1 g) Salz
- 1/4 Teelöffel (1 g) schwarzer Pfeffer
- 4 Tassen (120 g) gemischtes Grünzeug (z. B. Spinat, Rucola, Grünkohl)
- 1 Avocado (ca. 150 g), in Scheiben geschnitten
- 2 Esslöffel (20 g) Sonnenblumenkerne
- Saft von 1/2 Zitrone (etwa 1 Esslöffel oder 15 ml)
- 1 Esslöffel (15 ml) Olivenöl (für das Dressing)
- 1 Teelöffel (5 ml) Dijon-Senf

Anweisungen:

1. Heizen Sie den Ofen auf 200°C (400°F) vor. Ein Backblech mit Pergamentpapier auslegen.
2. Die Hähnchenbrüste mit Olivenöl, Salz und Pfeffer einreiben. Auf das vorbereitete Backblech legen und 20-25 Minuten braten, oder bis die Innentemperatur 165°F (74°C) erreicht hat. Vor dem Aufschneiden 5 Minuten ruhen lassen.
3. In einer kleinen Schüssel den Zitronensaft, das Olivenöl und den Dijon-Senf verquirlen, um das Dressing zuzubereiten.
4. In einer großen Schüssel das gemischte Grünzeug, die Avocadospalten und die Sonnenblumenkerne mischen. Mit dem Dressing beträufeln und vorsichtig umrühren.
5. Den Salat auf zwei Teller verteilen und mit dem in Scheiben geschnittenen Brathähnchen belegen. Sofort servieren.

Tipp des Küchenchefs:

- Für zusätzlichen Geschmack kann man das Hähnchen vor dem Braten mit Paprika oder Knoblauchpulver würzen.

Hinweis zur Schilddrüsengesundheit: Dieser Salat ist ein wahres Kraftpaket an Nährstoffen. Hähnchen liefert mageres Eiweiß für anhaltende Energie, während Avocado gesunde Fette liefert, die die

Hormonproduktion unterstützen. Sonnenblumenkerne sind reich an Selen, einem wichtigen Mineralstoff für die Schilddrüsengesundheit, und machen diese Mahlzeit sowohl köstlich als auch funktionell.

Vegetarische Buddha-Schale mit gewürzten Kichererbsen und Hummus

Diese farbenfrohe und nährstoffreiche Buddha-Bowl ist ein vegetarischer Genuss mit gewürzten Kichererbsen, cremigem Hummus und einer Vielzahl an frischem Gemüse. Sie bietet ein perfektes Gleichgewicht aus Eiweiß, Ballaststoffen und gesunden Fetten, die Energie und die Gesundheit der Schilddrüse unterstützen.

Dient: 2 | **Vorbereitungszeit**: 10 Minuten | **Kochzeit**: 15 Minuten | **Benötigte Ausrüstung**: Backblech, Rührschüssel, Messer, Schneidebrett | **Nährwertangaben**: 400 Kalorien (pro Portion), 15 g Eiweiß, 35 g Kohlenhydrate, 18 g Fett

Zutaten:

- 1 Tasse (200 g) gekochte Kichererbsen, abgetropft und abgespült
- 1 Esslöffel (15 ml) Olivenöl
- 1 Teelöffel (2 g) gemahlener Kreuzkümmel
- 1/2 Teelöffel (1 g) geräucherter Paprika
- 1/4 Teelöffel (1 g) Salz
- 2 Tassen (60 g) gemischtes Grünzeug (z. B. Spinat, Rucola, Grünkohl)
- 1/2 Tasse (100 g) gekochte Quinoa
- 1/2 Tasse (120 g) Kirschtomaten, halbiert
- 1/2 Salatgurke (ca. 100 g), in Scheiben geschnitten
- 1/4 Avocado (ca. 50 g), in Scheiben geschnitten
- 1/4 Tasse (60 g) Hummus
- 1 Esslöffel (15 ml) Zitronensaft
- 1 Teelöffel (5 ml) Tahini (optional, zum Beträufeln)

Anweisungen:

1. Heizen Sie den Ofen auf 200°C (400°F) vor. Ein Backblech mit Pergamentpapier auslegen.
2. In einer Schüssel die Kichererbsen mit Olivenöl, Kreuzkümmel, geräuchertem Paprikapulver und Salz mischen. In einer einzigen Schicht auf dem Backblech verteilen und 15 Minuten lang rösten, bis sie knusprig sind.
3. Stellen Sie die Buddha-Schale zusammen: Beginnen Sie mit einer Basis aus gemischtem Grünzeug und gekochtem Quinoa. Kirschtomaten, Gurken, Avocadoscheiben und geröstete Kichererbsen darauf anrichten.

4. In die Mitte einen Klecks Hummus geben und nach Belieben mit Zitronensaft und Tahini beträufeln. Sofort servieren.

Tipp des Küchenchefs:

- Für zusätzliche Knusprigkeit können Sie Sonnenblumenkerne oder gehackte Nüsse über die Schüssel streuen.
- Um Zeit zu sparen, können Sie gekaufte geröstete Kichererbsen verwenden oder sie im Voraus zubereiten.

Hinweis zur Schilddrüsengesundheit: Diese Schüssel ist ein wahres Kraftpaket an Nährstoffen. Kichererbsen liefern pflanzliches Eiweiß und Zink, während Quinoa vollständige Aminosäuren und Ballaststoffe beisteuert. Hummus und Avocado liefern gesunde Fette, die die Hormonproduktion unterstützen und Entzündungen reduzieren.

Knoblauch-Butter-Garnelen mit Zucchini-Nudeln

Schnell, schmackhaft und kohlenhydratarm - diese Knoblauchbuttergarnelen mit Zucchininudeln sind ein perfektes Abendessen für alle, die eine leichte und dennoch sättigende Mahlzeit suchen. Das Gericht enthält viel Eiweiß und gesunde Fette, unterstützt die Schilddrüsengesundheit und fördert das Energiegleichgewicht.

Dient: 2 | **Vorbereitungszeit**: 10 Minuten | **Kochzeit**: 10 Minuten | **Benötigte Ausrüstung**: Spiralisierer, Bratpfanne, Messer, Schneidebrett | **Nährwertangaben**: 350 Kalorien (pro Portion), 28 g Eiweiß, 10 g Kohlenhydrate, 22 g Fett

Zutaten:

- 12 große Garnelen (ca. 200 g), geschält und entdarmt
- 2 mittelgroße Zucchinis (ca. 300 g), spiralisiert
- 2 Esslöffel (30 g) ungesalzene Butter
- 3 Knoblauchzehen, gehackt
- 1/4 Teelöffel (1 g) rote Paprikaflocken (optional)
- 1/2 Teelöffel (1 g) Salz
- 1/4 Teelöffel (1 g) schwarzer Pfeffer
- Saft von 1/2 Zitrone (etwa 1 Esslöffel oder 15 ml)
- 1 Esslöffel (4 g) frische Petersilie, gehackt (optional, zum Garnieren)

Anweisungen:

1. 1 Esslöffel Butter in einer Pfanne auf mittlerer Stufe erhitzen. Den gehackten Knoblauch und die roten Paprikaflocken (falls verwendet) hinzufügen und 1-2 Minuten anbraten, bis sie duften.
2. Die Garnelen in die Pfanne geben, mit Salz und Pfeffer würzen und 2-3 Minuten pro Seite braten, bis sie rosa und gar sind. Die Garnelen aus der Pfanne nehmen und beiseite stellen.

3. In dieselbe Pfanne die restliche Butter und die Zucchininudeln geben. Unter vorsichtigem Wenden 2-3 Minuten kochen, bis die Nudeln weich, aber nicht matschig sind.
4. Die Garnelen wieder in die Pfanne geben, den Zitronensaft dazugießen und alles gut durchschwenken.
5. Sofort servieren und nach Belieben mit frischer Petersilie garnieren.

Tipp des Küchenchefs:

- Um den Geschmack zu verbessern, geben Sie beim Kochen der Garnelen einen Schuss Weißwein hinzu.
- Verwenden Sie vorspiralisierte Zucchini, um Vorbereitungszeit zu sparen.

Hinweis zur Schilddrüsengesundheit: Garnelen sind eine ausgezeichnete Quelle für Jod und Selen, die beide für die Produktion von Schilddrüsenhormonen und die Stärkung des Immunsystems wichtig sind. Zucchininudeln bieten eine kohlenhydratarme Basis, die reich an Antioxidantien und Ballaststoffen ist und dieses Gericht leicht, schmackhaft und schilddrüsenfreundlich macht.

Mit Kräutern gebratenes Hähnchen mit Süßkartoffeln

Dieses mit Kräutern gebratene Hähnchen mit Süßkartoffeln ist ein gemütliches und schmackhaftes Gericht, das sich leicht zubereiten lässt. Es enthält viel Eiweiß, gesunde Fette und komplexe Kohlenhydrate und ist perfekt für die Energieversorgung und die Gesundheit der Schilddrüse.

Dient: 4 | **Vorbereitungszeit**: 15 Minuten | **Kochzeit**: 40 Minuten | **Benötigte Ausrüstung**: Backblech, Rührschüssel, Messer, Schneidebrett | **Nährwertangaben**: 380 Kalorien (pro Portion), 30 g Eiweiß, 25 g Kohlenhydrate, 18 g Fett

Zutaten:

- 4 Hähnchenschenkel mit Knochen und Haut (ca. 600 g)
- 2 mittelgroße Süßkartoffeln (ca. 300 g), geschält und in Würfel geschnitten
- 1 Esslöffel (15 ml) Olivenöl
- 1 Teelöffel (2 g) getrockneter Rosmarin
- 1 Teelöffel (2 g) getrockneter Thymian
- 1/2 Teelöffel (1 g) Knoblauchpulver
- 1/2 Teelöffel (1 g) Paprika
- 1/2 Teelöffel (1 g) Salz
- 1/4 Teelöffel (1 g) schwarzer Pfeffer

Anweisungen:

1. Heizen Sie den Ofen auf 200°C (400°F) vor. Ein Backblech mit Pergamentpapier auslegen.
2. In einer Rührschüssel die Süßkartoffeln mit 1/2 Esslöffel Olivenöl, Rosmarin, Thymian, Knoblauchpulver, Paprika, Salz und Pfeffer vermischen. Gleichmäßig auf dem vorbereiteten Backblech verteilen.

3. Die Hähnchenschenkel mit dem restlichen Olivenöl einreiben und mit Salz und Pfeffer würzen. Das Hähnchen neben den Süßkartoffeln auf das Backblech legen.
4. Im Ofen 35-40 Minuten braten, bis das Huhn eine Innentemperatur von 74°C (165°F) erreicht hat und die Süßkartoffeln zart und leicht karamellisiert sind.
5. Aus dem Ofen nehmen und vor dem Servieren 5 Minuten ruhen lassen. Mit einer einfachen Salatbeilage oder gedünstetem Gemüse ist es eine komplette Mahlzeit.

Tipp des Küchenchefs:

- Vor dem Servieren frischen Zitronensaft über das Hähnchen und die Süßkartoffeln geben, um den Geschmack zu verbessern.

Hinweis zur Schilddrüsengesundheit: Dieses Gericht ist reich an Eiweiß und gesunden Fetten aus dem Hähnchenfleisch, während Süßkartoffeln komplexe Kohlenhydrate und Beta-Carotin liefern, die für die Stärkung des Immunsystems und die Energieversorgung wichtig sind. Die Kräuter wirken entzündungshemmend und machen dieses Gericht ebenso nahrhaft wie köstlich.

Zitronengebackener Lachs mit Brokkoli und Blumenkohl

Dieser mit Zitrone gebackene Lachs mit Brokkoli und Blumenkohl ist ein schnelles, gesundes und schmackhaftes Gericht. Mit seinem hohen Gehalt an Omega-3-Fettsäuren und Antioxidantien ist es eine perfekte Mahlzeit zur Unterstützung der Schilddrüsenfunktion und der allgemeinen Gesundheit.

Dient: 2 | **Vorbereitungszeit**: 10 Minuten | **Kochzeit**: 20 Minuten | **Benötigte Ausrüstung**: Auflaufform, Messer, Schneidebrett, Folie oder Pergamentpapier | **Nährwertangaben**: 350 Kalorien (pro Portion), 28 g Eiweiß, 12 g Kohlenhydrate, 20 g Fett

Zutaten:

- 2 Lachsfilets (insgesamt etwa 300 g)
- 1 kleiner Kopf Brokkoli (ca. 200 g), in Röschen geschnitten
- 1 kleiner Blumenkohlkopf (ca. 200 g), in Röschen geschnitten
- 2 Esslöffel (30 ml) Olivenöl
- Saft und Schale von 1 Zitrone (etwa 2 Esslöffel oder 30 ml Saft)
- 1 Teelöffel (2 g) Knoblauchpulver
- 1/2 Teelöffel (1 g) Salz
- 1/4 Teelöffel (1 g) schwarzer Pfeffer
- Frische Petersilie zum Garnieren (optional)

Anweisungen:

1. Heizen Sie den Backofen auf 190°C (375°F) vor. Eine Auflaufform mit Folie oder Pergamentpapier auslegen.
2. Brokkoli und Blumenkohlröschen in der Auflaufform anrichten. Mit 1 Esslöffel Olivenöl beträufeln und mit Knoblauchpulver, Salz und Pfeffer würzen. Gleichmäßig schwenken, um sie zu beschichten.
3. Die Lachsfilets auf das Gemüse legen. Mit dem restlichen Olivenöl und Zitronensaft beträufeln und mit Zitronenschale bestreuen.
4. Die Form mit Folie abdecken und 15 Minuten lang backen. Die Folie entfernen und weitere 5 Minuten backen, oder bis der Lachs durchgebraten ist und sich mit einer Gabel leicht lösen lässt.
5. Vor dem Servieren mit frischer Petersilie garnieren. Zusammen mit Quinoa oder braunem Reis eine komplette Mahlzeit.

Tipp des Küchenchefs:

- Für eine knusprigere Textur können Sie den Lachs und das Gemüse nach dem Backen noch 2-3 Minuten grillen.

Hinweis zur Schilddrüsengesundheit:

Lachs ist eine hervorragende Quelle für Omega-3-Fettsäuren, die Entzündungen hemmen und die Schilddrüsenhormonproduktion unterstützen. Brokkoli und Blumenkohl liefern Antioxidantien und Ballaststoffe, während die Zitrone Vitamin C zur Verbesserung der Eisenaufnahme und zur Unterstützung des Immunsystems beiträgt.

Gebratenes Rindfleisch mit asiatischem Gemüse und Ingwersoße

Dieses schnelle und schmackhafte Wokgericht mit zartem Rindfleisch, farbenfrohem Gemüse und einer würzigen Ingwersoße ist ein perfektes Wochenendgericht. Es ist reich an Proteinen und Antioxidantien, die die Gesundheit der Schilddrüse und die allgemeine Energie unterstützen.

Serviert: 2-3 | **Vorbereitungszeit**: 15 Minuten | **Kochzeit**: 10 Minuten | **Benötigte Ausrüstung**: Wok oder große Pfanne, Messer, Schneidebrett | **Nährwertangaben**: 350 Kalorien (pro Portion), 28 g Eiweiß, 15 g Kohlenhydrate, 18 g Fett

Zutaten:

- 300 g Rinderlende, in dünne Scheiben geschnitten
- 1 kleine rote Paprika (ca. 100 g), in dünne Scheiben geschnitten
- 1 Tasse (150 g) Brokkoli-Röschen
- 2 Knoblauchzehen, gehackt
- 2 Esslöffel (30 ml) Tamari oder natriumarme Sojasauce
- 1 Teelöffel (5 ml) Honig (wahlweise)
- 1/4 Teelöffel (1 g) rote Paprikaflocken (optional)
- 2 Esslöffel (30 ml) Kokosnussöl oder Olivenöl
- 1 mittelgroße Karotte (ca. 80 g), in Juliennescheiben geschnitten
- 1/2 Tasse (100 g) Zuckerschoten, geputzt
- 1 Esslöffel (15 g) geriebener frischer Ingwer
- 1 Esslöffel (15 ml) Sesamöl
- 1 Teelöffel (5 ml) Reisessig
- Sesamsamen und Frühlingszwiebeln zum Garnieren (optional)

Anweisungen:

1. 1 Esslöffel Kokosnussöl in einem Wok oder einer großen Pfanne bei mittlerer bis hoher Hitze erhitzen. Das Rindfleisch hinzugeben und unter Rühren 2-3 Minuten lang anbraten, bis es gebräunt ist. Das Rindfleisch aus der Pfanne nehmen und beiseite stellen.
2. Das restliche Kokosnussöl in den Wok geben. Paprika, Karotten, Brokkoli und Zuckerschoten 3 bis 4 Minuten unter Rühren braten, bis sie zart und knackig sind.
3. Tamari, Sesamöl, Honig, Reisessig, Knoblauch, Ingwer und rote Pfefferflocken in einer kleinen Schüssel verquirlen.
4. Das Rindfleisch wieder in den Wok geben und die Sauce über das Rührbraten gießen. Durchschwenken und weitere 1-2 Minuten garen, bis es durch ist.
5. Sofort servieren und nach Belieben mit Sesamsamen und Frühlingszwiebeln garnieren. Dazu passt gedämpfter Reis oder Blumenkohlreis für eine komplette Mahlzeit.

Tipp des Küchenchefs:

- Für zusätzlichen Geschmack marinieren Sie das Rindfleisch vor dem Kochen 30 Minuten lang in einer Mischung aus Tamari, Knoblauch und Ingwer.

Hinweis zur Schilddrüsengesundheit: Dieses Wokgericht ist reich an Selen und Zink aus dem Rindfleisch, die die Schilddrüsenhormonproduktion unterstützen. Die verschiedenen Gemüsesorten enthalten Antioxidantien und Ballaststoffe, die Entzündungen hemmen und die Verdauung fördern, während Ingwer den Kreislauf und das Immunsystem stärkt.

Mit Spinat und Pilzen gefüllte Hühnerbrust

Dieses elegante und doch einfache Gericht besteht aus zarter Hühnerbrust, die mit einer schmackhaften Mischung aus Spinat, Pilzen und Kräutern gefüllt ist. Es ist reich an Proteinen und Nährstoffen und damit die perfekte Wahl für ein gesundes Abendessen.

Dient: 2 | **Vorbereitungszeit**: 15 Minuten | **Kochzeit**: 30 Minuten | **Benötigte Ausrüstung**: Auflaufform, Bratpfanne, Messer, Schneidebrett, Zahnstocher | **Nährwertangaben**: 400 Kalorien (pro Portion), 35 g Eiweiß, 8 g Kohlenhydrate, 20 g Fett

Zutaten:

- 2 große Hühnerbrüste (insgesamt ca. 300 g), in Butter gebraten
- 1 Esslöffel (15 ml) Olivenöl
- 1 Tasse (30 g) frischer Spinat, zerkleinert
- 1/2 Tasse (80 g) Champignons, fein gehackt
- 2 Knoblauchzehen, gehackt
- 1/4 Teelöffel (1 g) Salz
- 1/4 Teelöffel (1 g) schwarzer Pfeffer
- 1/4 Teelöffel (1 g) getrockneter Thymian
- 1/4 Tasse (30 g) geriebener milchfreier Käse (optional)

Anweisungen:

1. Heizen Sie den Ofen auf 190°C (375°F) vor. Eine Auflaufform leicht mit Olivenöl einfetten.
2. 1/2 Esslöffel Olivenöl in einer Pfanne auf mittlerer Stufe erhitzen. Champignons, Spinat, Knoblauch, Thymian, Salz und Pfeffer hinzugeben. 3-4 Minuten kochen, bis das Gemüse zart und der Spinat verwelkt ist. Vom Herd nehmen und leicht abkühlen lassen.
3. Die Spinat-Pilz-Mischung gleichmäßig in jeder Hähnchenbrust mit Butterflossen verteilen. Falls vorhanden, den geriebenen Käse über die Füllung streuen.
4. Die Hähnchenbrüste zusammenklappen und die Ränder mit Zahnstochern sichern. In die vorbereitete Auflaufform legen.
5. Die Oberseite des Hähnchens mit dem restlichen Olivenöl bestreichen und 25-30 Minuten backen, oder bis die Innentemperatur 165°F (74°C) erreicht.
6. Das Huhn aus dem Ofen nehmen und vor dem Aufschneiden 5 Minuten ruhen lassen. Warm mit geröstetem Gemüse oder einem frischen Salat servieren.

Tipp des Küchenchefs:

- Für einen knusprigen Belag bestreuen Sie das gefüllte Hähnchen vor dem Backen mit glutenfreien Semmelbröseln.
- Reste können bis zu 3 Tage im Kühlschrank aufbewahrt werden. Im Ofen aufwärmen, damit die Konsistenz erhalten bleibt.

Hinweis zur Schilddrüsengesundheit: Diese gefüllte Hähnchenbrust enthält viel Eiweiß, das für die Muskelreparatur und die Energie wichtig ist. Spinat und Pilze liefern Magnesium, Selen und Antioxidantien, die Entzündungen hemmen und die Schilddrüsenfunktion unterstützen, was dieses Gericht sowohl köstlich als auch nahrhaft macht.

Süßkartoffel-Linsen-Hirtenkuchen

Diese pflanzliche Abwandlung des klassischen Hirtenkuchens ist herzhaft, sättigend und voller Nährstoffe. Linsen und Gemüse bilden eine herzhafte Füllung, die mit cremigem Süßkartoffelpüree zu einer gemütlichen Mahlzeit wird.

Dient: 4 | **Vorbereitungszeit**: 20 Minuten | **Kochzeit**: 40 Minuten | **Benötigte Ausrüstung**: Große Pfanne, Auflaufform, Kartoffelstampfer | **Nährwertangaben**: 320 Kalorien (pro Portion), 12 g Eiweiß, 50 g Kohlenhydrate, 8 g Fett

Inhaltsstoffe

Für die Füllung:

- 1 Esslöffel (15 ml) Olivenöl
- 2 Knoblauchzehen, gehackt
- 1 Staudensellerie (ca. 50 g), gewürfelt
- 1 Tasse (240 ml) Gemüsebrühe
- 1 Teelöffel (2 g) getrockneter Thymian
- 1/2 Teelöffel (1 g) Salz
- 1 kleine Zwiebel (ca. 100 g), gewürfelt
- 1 mittelgroße Karotte (ca. 80 g), gewürfelt
- 1 Tasse (200 g) gekochte Linsen (grün oder braun)
- 1 Esslöffel (15 g) Tomatenmark
- 1/2 Teelöffel (1 g) Paprika
- 1/4 Teelöffel (1 g) schwarzer Pfeffer

Für den Belag:

- 2 mittelgroße Süßkartoffeln (ca. 400 g), geschält und in Würfel geschnitten
- 2 Esslöffel (30 ml) ungesüßte Mandelmilch
- 1 Esslöffel (15 ml) Olivenöl
- 1/4 Teelöffel (1 g) Salz

Anweisungen

1. Heizen Sie den Ofen auf 190°C (375°F) vor.

2. Olivenöl in einer großen Pfanne auf mittlerer Stufe erhitzen. Zwiebeln, Knoblauch, Karotten und Sellerie hinzufügen. 5-7 Minuten kochen, bis sie weich sind.
3. Linsen, Gemüsebrühe, Tomatenmark, Thymian, Paprika, Salz und Pfeffer einrühren. 10 Minuten köcheln lassen, oder bis die Mischung leicht eindickt.
4. In der Zwischenzeit die Süßkartoffeln in einem Topf mit Wasser 15 Minuten lang kochen, bis sie weich sind. Abgießen und mit Mandelmilch, Olivenöl und Salz pürieren.
5. Die Linsenmischung in eine Auflaufform geben. Das Süßkartoffelpüree darauf verteilen und mit einem Löffel glattstreichen. 20 Minuten backen, oder bis der Belag leicht golden ist. Warm servieren.

Tipp des Küchenchefs: Geben Sie vor dem Backen etwas geräucherte Paprika auf das Süßkartoffelpüree.

Hinweis zur Schilddrüsengesundheit: Süßkartoffeln liefern komplexe Kohlenhydrate und Beta-Carotin, das für die Gesundheit des Immunsystems wichtig ist. Linsen sind eine großartige Quelle für pflanzliches Eiweiß und Eisen, die das Energieniveau und die Schilddrüsenfunktion unterstützen.

Auberginen- und Kichererbseneintopf mit Tomaten und Gewürzen

Dieser herzhafte Eintopf kombiniert zarte Auberginen, proteinreiche Kichererbsen und aromatische Gewürze zu einer schmackhaften und nahrhaften Mahlzeit. Perfekt mit einer Beilage aus glutenfreiem Brot oder Reis.

Dient: 4 | **Vorbereitungszeit**: 15 Minuten | **Kochzeit**: 30 Minuten | **Benötigte Ausrüstung**: Großer Topf, Holzlöffel | **Nährwertangaben**: 280 Kalorien (pro Portion), 8 g Eiweiß, 35 g Kohlenhydrate, 10 g Fett

Zutaten:

- 1 Esslöffel (15 ml) Olivenöl
- 1 mittelgroße Zwiebel (ca. 100 g), gewürfelt
- 2 Knoblauchzehen, gehackt
- 1 mittelgroße Aubergine (ca. 300 g), gewürfelt
- 1 rote Paprika (ca. 100 g), gewürfelt
- 1 Dose (400 g) gewürfelte Tomaten
- 1 Tasse (200 g) gekochte Kichererbsen
- 1 Teelöffel (2 g) gemahlener Kreuzkümmel
- 1/2 Teelöffel (1 g) geräucherter Paprika
- 1/2 Teelöffel (1 g) Salz
- 1/4 Teelöffel (1 g) schwarzer Pfeffer
- 1/4 Tasse (15 g) frische Petersilie, gehackt (optional, zum Garnieren)

Anweisungen:

1. Olivenöl in einem großen Topf auf mittlerer Stufe erhitzen. Zwiebel und Knoblauch hinzugeben und 3-4 Minuten kochen, bis sie weich sind.

2. Die Aubergine und die rote Paprika einrühren. 8-10 Minuten kochen, bis das Gemüse anfängt, weich zu werden.
3. Tomatenwürfel, Kichererbsen, Kreuzkümmel, geräucherte Paprika, Salz und Pfeffer hinzufügen. Umrühren, um zu kombinieren.
4. 15 Minuten köcheln lassen, gelegentlich umrühren, bis die Auberginen weich sind und sich die Aromen vermischen.
5. Heiß servieren und nach Belieben mit frischer Petersilie garnieren.

Tipp des Küchenchefs:

- Um den Geschmack zu intensivieren, sollten Sie die Aubergine vor dem Eintopf rösten.
- Die Reste schmecken am nächsten Tag noch besser, da sich die Aromen vertiefen.

Hinweis zur Schilddrüsengesundheit:

Auberginen und Kichererbsen sind reich an Ballaststoffen und Antioxidantien, die die Verdauung fördern und Entzündungen hemmen. Die Gewürze in diesem Eintopf, wie Kreuzkümmel und Paprika, fördern die Durchblutung und die Gesundheit des Immunsystems.

Risotto mit Pilzen und Spinat (milchfrei)

Dieses cremige, milchfreie Risotto ist vollgepackt mit erdigen Pilzen und frischem Spinat - ein gemütliches, nährstoffreiches Gericht, das natürlich glutenfrei ist.

Dient: 4 | **Vorbereitungszeit**: 10 Minuten | **Kochzeit**: 30 Minuten | **Benötigte Ausrüstung**: Große Bratpfanne, Holzlöffel | **Nährwertangaben**: 350 Kalorien (pro Portion), 8 g Eiweiß, 45 g Kohlenhydrate, 12 g Fett

Zutaten:

- 1 Esslöffel (15 ml) Olivenöl
- 1 kleine Zwiebel (ca. 100 g), fein gewürfelt
- 2 Knoblauchzehen, gehackt
- 1 Tasse (200 g) Arborio-Reis
- 1/2 Tasse (120 ml) trockener Weißwein (optional)
- 3 Tassen (720 ml) Gemüsebrühe, erwärmt
- 1 Tasse (100 g) Champignons, in Scheiben geschnitten
- 2 Tassen (60 g) frischer Spinat
- 1/4 Teelöffel (1 g) Salz
- 1/4 Teelöffel (1 g) schwarzer Pfeffer

Anweisungen:

1. Olivenöl in einer großen Pfanne auf mittlerer Stufe erhitzen. Zwiebel und Knoblauch hinzugeben und 3-4 Minuten braten, bis sie weich sind.
2. Den Arborio-Reis einrühren und 1-2 Minuten kochen, bis er leicht geröstet ist. Den Weißwein hinzufügen und rühren, bis er aufgesogen ist.
3. Nach und nach schöpfkellenweise die warme Gemüsebrühe hinzugeben, dabei häufig umrühren, bis sie aufgesogen ist, bevor weitere Flüssigkeit hinzugefügt wird.
4. Nach 15 Minuten die Pilze unterrühren und weitere 5 Minuten kochen. Spinat, Salz und Pfeffer hinzufügen und kochen, bis der Spinat welk wird.
5. Heiß servieren und nach Belieben mit frischen Kräutern garnieren.

Tipp des Küchenchefs:

- Ein Spritzer Zitronensaft am Ende des Kochvorgangs sorgt für einen leuchtenden Abschluss.
- Verwenden Sie Nährhefe für einen käsigen Geschmack ohne Milchprodukte.

Hinweis zur Schilddrüsengesundheit: Spinat liefert Magnesium und Eisen, die für die Schilddrüsenfunktion und Energie wichtig sind. Pilze sind reich an Selen und Antioxidantien, wodurch dieses Risotto sowohl beruhigend als auch gesundheitsfördernd wirkt.

Pastetchen aus Linsen und Süßkartoffeln

Diese geschmackvollen Patties sind außen knusprig und innen zart. Vollgepackt mit Proteinen und Ballaststoffen sind sie perfekt als Hauptgericht oder als Snack geeignet.

Dient: 4 | **Vorbereitungszeit**: 15 Minuten | **Kochzeit**: 15 Minuten | **Benötigte Ausrüstung**: Rührschüssel, Pfanne | **Nährwertangaben**: 250 Kalorien (pro Portion), 10 g Eiweiß, 40 g Kohlenhydrate, 6 g Fett

Zutaten:

- 1 Tasse (200 g) gekochte Linsen
- 1 Tasse (200 g) Süßkartoffelpüree
- 1/4 Tasse (30 g) glutenfreie Semmelbrösel
- 1/4 Teelöffel (1 g) gemahlener Kreuzkümmel
- 1/4 Teelöffel (1 g) geräucherter Paprika
- 1/2 Teelöffel (1 g) Salz
- 1/4 Teelöffel (1 g) schwarzer Pfeffer
- 2 Esslöffel (30 ml) Olivenöl (zum Braten)

Anweisungen:

1. Linsen, Süßkartoffelpüree, Semmelbrösel, Kreuzkümmel, geräucherte Paprika, Salz und Pfeffer in einer Schüssel vermengen. Mischen, bis alles gut vermischt ist.
2. Aus der Masse 8 kleine Patties formen.
3. Olivenöl in einer Pfanne auf mittlerer Stufe erhitzen. Die Patties 3-4 Minuten pro Seite braten, bis sie goldbraun und knusprig sind.
4. Warm mit einem Salat oder einer Dip-Sauce nach Wahl servieren.

Tipp des Küchenchefs:

- Servieren Sie diese Patties mit einem Klecks milchfreiem Joghurt oder einem Spritzer Tahini für zusätzlichen Geschmack.
- Frieren Sie ungekochte Patties ein, um eine schnelle Mahlzeit vorzubereiten.

Hinweis zur Schilddrüsengesundheit: Linsen sind reich an pflanzlichem Eiweiß und Ballaststoffen, während Süßkartoffeln Beta-Carotin und komplexe Kohlenhydrate für anhaltende Energie liefern. Dieses Gericht ist eine schilddrüsenfreundliche, nährstoffreiche Wahl.

Zucchini-Lasagne mit Pute und Spinat

Diese leichte und schmackhafte Zucchinilasagne ist eine köstliche kohlenhydratarme Alternative zum klassischen Gericht. Schichten von Zucchini, Putenfleisch und Spinat machen sie proteinreich und sättigend.

Dient: 4 | **Vorbereitungszeit**: 20 Minuten | **Kochzeit**: 40 Minuten | **Benötigte Ausrüstung**: Auflaufform, Mandoline oder scharfes Messer, Bratpfanne | **Nährwertangaben**: 300 Kalorien (pro Portion), 25 g Eiweiß, 12 g Kohlenhydrate, 18 g Fett

Zutaten:

- 3 mittelgroße Zucchinis (ca. 600 g), längs in dünne Streifen geschnitten
- 1 Esslöffel (15 ml) Olivenöl
- 1 kleine Zwiebel (ca. 100 g), gewürfelt
- 2 Knoblauchzehen, gehackt
- 1 Pfund (450 g) Putenhackfleisch
- 1 Teelöffel (2 g) getrockneter Oregano
- 1/2 Teelöffel (1 g) Paprika
- 1/2 Teelöffel (1 g) Salz
- 1/4 Teelöffel (1 g) schwarzer Pfeffer
- 2 Tassen (480 g) Marinarasauce (zuckerfrei)
- 2 Tassen (60 g) frischer Blattspinat
- 1/2 Tasse (50 g) geschredderter milchfreier Käse (optional)

Anweisungen:

1. Heizen Sie den Ofen auf 190°C (375°F) vor.
2. Olivenöl in einer Pfanne bei mittlerer Hitze erhitzen. Die Zwiebel und den Knoblauch hinzufügen und 3-4 Minuten braten, bis sie weich sind. Putenhackfleisch, Oregano, Paprika, Salz und Pfeffer hinzugeben. 7-8 Minuten braten, dabei das Putenfleisch auflockern, bis es gar ist.
3. Eine dünne Schicht Marinarasauce auf den Boden einer Auflaufform streichen. Zucchinistreifen darauf schichten, dann Pute, Spinat und noch mehr Marinara. Die Schichten wiederholen und mit Zucchini und Marinara abschließen. Gegebenenfalls mit Käse bestreuen.
4. Mit Folie abdecken und 25 Minuten backen. Die Folie entfernen und weitere 15 Minuten backen, bis der Teig sprudelt und golden ist.
5. Vor dem Aufschneiden und Servieren 5 Minuten ruhen lassen.

Tipp des Küchenchefs:

- Die Zucchinischeiben salzen und 10 Minuten ruhen lassen, um überschüssige Feuchtigkeit abzugeben. Vor dem Aufschichten trocken tupfen.
- Für zusätzlichen Geschmack frisches Basilikum oder Petersilie hinzufügen.

Hinweis zur Schilddrüsengesundheit: Zucchini ist arm an Kohlenhydraten und reich an Antioxidantien, während Putenfleisch mageres Eiweiß zur Unterstützung der Muskelreparatur liefert. Spinat liefert Magnesium und Eisen, die für die Schilddrüsenfunktion wichtig sind.

Blumenkohlsteak mit Chimichurri-Soße

Diese gebratenen Blumenkohlsteaks werden mit einer pikanten Chimichurri-Sauce serviert und sind ein schmackhaftes und nährstoffreiches Gericht. Perfekt als Hauptgericht oder Beilage.

Dient: 2 | **Vorbereitungszeit**: 10 Minuten | **Kochzeit**: 30 Minuten | **Benötigte Ausrüstung**: Backblech, Mixer oder Küchenmaschine | **Nährwertangaben**: 200 Kalorien (pro Portion), 4 g Eiweiß, 14 g Kohlenhydrate, 14 g Fett

Inhaltsstoffe

Für den Blumenkohl:

- 1 großer Blumenkohlkopf, in 2,5 cm (1 Zoll) dicke Scheiben geschnitten
- 2 Esslöffel (30 ml) Olivenöl
- 1/2 Teelöffel (1 g) geräucherter Paprika
- 1/2 Teelöffel (1 g) Salz
- 1/4 Teelöffel (1 g) schwarzer Pfeffer

Für die Chimichurri-Sauce:

- 1/2 Tasse (15 g) frische Petersilie
- 1/4 Tasse (10 g) frischer Koriander
- 1 Knoblauchzehe, gehackt
- 2 Esslöffel (30 ml) Olivenöl
- 1 Esslöffel (15 ml) Rotweinessig
- 1/4 Teelöffel (1 g) Salz
- 1/4 Teelöffel (1 g) rote Paprikaflocken (optional)

Anweisungen

1. Heizen Sie den Ofen auf 200°C (400°F) vor. Ein Backblech mit Pergamentpapier auslegen.
2. Die Blumenkohlsteaks mit Olivenöl bestreichen und mit geräuchertem Paprika, Salz und Pfeffer bestreuen. Auf das Backblech legen und 25-30 Minuten braten, nach der Hälfte der Zeit wenden, bis sie goldbraun und zart sind.
3. In der Zwischenzeit die Chimichurri-Sauce zubereiten, indem alle Zutaten in einer Küchenmaschine zu einem glatten Teig verarbeitet werden.
4. Die Blumenkohlsteaks mit der Chimichurri-Sauce beträufelt servieren.

Tipp des Küchenchefs

- Für zusätzliche Knusprigkeit den Blumenkohl nach dem Braten 2-3 Minuten grillen.
- Heben Sie die kleineren Blumenkohlröschen auf und braten Sie sie zusammen mit den Steaks.

Hinweis zur Schilddrüsengesundheit: Blumenkohl ist reich an Antioxidantien und Ballaststoffen, die die Verdauung fördern und Entzündungen reduzieren. Die Chimichurri-Sauce enthält gesunde Fette und frische Kräuter, die die Schilddrüsenfunktion verbessern.

Garnelen Scampi mit Spaghetti Squash

Diese leichten und schmackhaften Scampi werden auf Spaghetti serviert und sind ein perfektes kohlenhydratarmes Abendessen, bei dem auch der Geschmack nicht zu kurz kommt.

Dient: 2 | **Vorbereitungszeit**: 10 Minuten | **Kochzeit**: 30 Minuten | **Benötigte Ausrüstung**: Backblech, Bratpfanne, Gabel | **Nährwertangaben**: 320 Kalorien (pro Portion), 25 g Eiweiß, 10 g Kohlenhydrate, 18 g Fett

Inhaltsstoffe

- 1 mittelgroßer Spaghettikürbis (ca. 600 g)
- 1 Esslöffel (15 ml) Olivenöl
- 2 Knoblauchzehen, gehackt
- 12 große Garnelen (ca. 200 g), geschält und entdarmt
- 1/4 Teelöffel (1 g) rote Paprikaflocken (optional)
- Saft von 1/2 Zitrone (etwa 1 Esslöffel oder 15 ml)
- 1/4 Tasse (15 g) frische Petersilie, gehackt
- 1/2 Teelöffel (1 g) Salz
- 1/4 Teelöffel (1 g) schwarzer Pfeffer

Anweisungen

1. Heizen Sie den Backofen auf 200°C (400°F) vor. Den Spaghettikürbis der Länge nach halbieren, die Kerne aushöhlen und mit der Schnittfläche nach unten auf ein Backblech legen. 25-30 Minuten rösten, bis sie weich sind.
2. In der Zwischenzeit das Olivenöl in einer Pfanne bei mittlerer Hitze erhitzen. Knoblauch und rote Paprikaflocken (falls verwendet) hinzufügen und 1 Minute lang braten, bis sie duften.
3. Die Garnelen, Salz und Pfeffer hinzufügen. Pro Seite 2-3 Minuten braten, bis sie rosa und undurchsichtig sind. Zitronensaft und Petersilie unterrühren.
4. Den Spaghettikürbis mit einer Gabel in Stränge schaben. Mit Garnelen-Scampi garniert servieren.

Tipp des Küchenchefs

- Für zusätzlichen Geschmack geriebenen milchfreien Käse darüber streuen.
- Bereiten Sie den Spaghettikürbis im Voraus zu, um Zeit zu sparen.

Hinweis zur Schilddrüsengesundheit: Garnelen sind reich an Jod und Selen, die für die Schilddrüsenhormonproduktion wichtig sind. Spaghettikürbis bietet eine kohlenhydratarme Grundlage und ist reich an Antioxidantien.

Lachspastetchen mit Dill-Joghurt-Sauce

Diese knusprigen Lachspastetchen werden mit einer erfrischenden Dill-Joghurt-Sauce zu einer schmackhaften und proteinreichen Mahlzeit kombiniert.

Dient: 4 | **Vorbereitungszeit**: 15 Minuten | **Kochzeit**: 15 Minuten | **Benötigte Ausrüstung**: Rührschüssel, Pfanne | **Nährwertangaben**: 280 Kalorien (pro Portion), 20 g Eiweiß, 8 g Kohlenhydrate, 18 g Fett

Inhaltsstoffe

Für die Pastetchen:

- 1 Dose (200 g) Lachs, abgetropft und filetiert
- 1/2 Tasse (50 g) glutenfreie Semmelbrösel
- 1 Ei, verquirlt
- 1 Esslöffel (15 ml) Dijon-Senf
- 1 Esslöffel (15 g) gehackter frischer Dill
- 1/2 Teelöffel (1 g) Knoblauchpulver
- 1/4 Teelöffel (1 g) Salz
- 1/4 Teelöffel (1 g) schwarzer Pfeffer
- 2 Esslöffel (30 ml) Olivenöl (zum Braten)

Für die Sauce:

- 1/2 Tasse (120 g) milchfreier Joghurt
- 1 Esslöffel (15 ml) Zitronensaft
- 1 Esslöffel (15 g) gehackter frischer Dill

Anweisungen

1. In einer Rührschüssel alle Zutaten für die Frikadellen mit Ausnahme des Olivenöls vermischen. Die Mischung zu 8 kleinen Patties formen.
2. Olivenöl in einer Pfanne auf mittlerer Stufe erhitzen. Die Patties 3-4 Minuten pro Seite braten, bis sie goldgelb und knusprig sind.
3. Für die Sauce Joghurt, Zitronensaft und Dill in einer kleinen Schüssel verquirlen.
4. Die Lachspastetchen warm mit der Dill-Joghurt-Sauce servieren.

Tipp des Küchenchefs

- Geben Sie eine Prise geräucherte Paprika in die Patties, um den Geschmack zu verstärken.
- Mit einer Salatbeilage oder gebratenem Gemüse ist es eine komplette Mahlzeit.

Hinweis zur Schilddrüsengesundheit: Lachs ist ein Kraftpaket an Omega-3-Fettsäuren und Selen, die beide für die Gesundheit der Schilddrüse wichtig sind. Die Dill-Joghurt-Sauce sorgt für Frische und fördert die Verdauung.

Grünes Thai-Curry mit Gemüse und Kokosnussmilch

Dieses aromatische grüne Thai-Curry enthält viel frisches Gemüse und cremige Kokosmilch, was es zu einer schmackhaften und sättigenden Mahlzeit macht. Perfekt für ein schnelles und nahrhaftes Abendessen.

Dient: 4 | **Vorbereitungszeit**: 15 Minuten | **Kochzeit**: 20 Minuten | **Benötigte Ausrüstung**: Große Bratpfanne, Holzlöffel | **Nährwertangaben**: 320 Kalorien (pro Portion), 6 g Eiweiß, 22 g Kohlenhydrate, 24 g Fett

Inhaltsstoffe

- 1 Esslöffel (15 ml) Kokosnussöl
- 1 kleine Zwiebel (ca. 100 g), in Scheiben geschnitten
- 2 Knoblauchzehen, gehackt
- 1 Esslöffel (15 g) grüne Currypaste
- 1 Dose (400 ml) vollfette Kokosnussmilch
- 1 Tasse (240 ml) Gemüsebrühe
- 1 mittelgroße Zucchini (ca. 200 g), in Scheiben geschnitten
- 1 rote Paprika (ca. 100 g), in Scheiben geschnitten
- 1 Tasse (150 g) grüne Bohnen, geputzt
- 1/4 Tasse (10 g) frische Basilikumblätter
- Saft von 1/2 Limette (etwa 1 Esslöffel oder 15 ml)
- 1/2 Teelöffel (1 g) Salz
- Gekochter Jasminreis (optional, zum Servieren)

Anweisungen

1. Kokosnussöl in einer großen Pfanne bei mittlerer Hitze erhitzen. Die Zwiebel und den Knoblauch hinzufügen und 2-3 Minuten lang braten, bis sie duften.
2. Die grüne Currypaste einrühren und 1 Minute lang kochen, damit sich ihr Aroma entfaltet.
3. Kokosnussmilch, Gemüsebrühe, Zucchini, Paprika und grüne Bohnen hinzufügen. Zum Köcheln bringen und 10-12 Minuten kochen, bis das Gemüse weich ist.
4. Die Basilikumblätter, den Limettensaft und das Salz unterrühren. Bei Bedarf nachwürzen.
5. Heiß servieren, nach Wunsch mit gekochtem Jasminreis.

Tipp des Küchenchefs

- Für zusätzliches Eiweiß können Sie in den letzten 5 Minuten der Garzeit gekochten Tofu oder zerkleinertes Hühnerfleisch unterrühren.

- Mit zusätzlichen Basilikumblättern oder einer Prise Chiliflocken garnieren, um die Schärfe zu erhöhen.

Hinweis zur Schilddrüsengesundheit: Kokosmilch liefert gesunde Fette, die die Hormonproduktion unterstützen, während das Gemüse Antioxidantien und Ballaststoffe enthält. Die grüne Currypaste fördert die Durchblutung und unterstützt die Verdauung.

Marokkanische Kichererbsen-Tagine mit Aprikosen und Mandeln

Diese süße und herzhafte marokkanische Tajine kombiniert Kichererbsen, Aprikosen und Mandeln mit warmen Gewürzen zu einem Gericht, das vor Geschmack nur so strotzt. Servieren Sie es mit glutenfreiem Couscous oder Reis für eine komplette Mahlzeit.

Dient: 4 | **Vorbereitungszeit**: 10 Minuten | **Kochzeit**: 30 Minuten | **Benötigte Ausrüstung**: Großer Topf, Holzlöffel | **Nährwertangaben**: 340 Kalorien (pro Portion), 10 g Eiweiß, 50 g Kohlenhydrate, 10 g Fett

Inhaltsstoffe

- 1 Esslöffel (15 ml) Olivenöl
- 1 kleine Zwiebel (ca. 100 g), gewürfelt
- 2 Knoblauchzehen, gehackt
- 1 Teelöffel (2 g) gemahlener Kreuzkümmel
- 1 Teelöffel (2 g) gemahlener Zimt
- 1/2 Teelöffel (1 g) gemahlener Kurkuma
- 1 Dose (400 g) gewürfelte Tomaten
- 1 Tasse (200 g) gekochte Kichererbsen
- 1/2 Tasse (75 g) getrocknete Aprikosen, zerkleinert
- 1/4 Tasse (30 g) Mandelsplitter
- 1 Tasse (240 ml) Gemüsebrühe
- 1/2 Teelöffel (1 g) Salz
- 1/4 Teelöffel (1 g) schwarzer Pfeffer
- Frischer Koriander (optional, zum Garnieren)

Anweisungen

1. Olivenöl in einem großen Topf auf mittlerer Stufe erhitzen. Zwiebel und Knoblauch hinzugeben und 3-4 Minuten kochen, bis sie weich sind.
2. Kreuzkümmel, Zimt und Kurkuma einrühren. 1 Minute lang kochen, bis es duftet.
3. Die Tomatenwürfel, Kichererbsen, Aprikosen, Mandeln, Gemüsebrühe, Salz und Pfeffer hinzufügen. Umrühren, um zu kombinieren.
4. 20-25 Minuten köcheln lassen, dabei gelegentlich umrühren, bis die Sauce eindickt und sich die Aromen vermischen.

5. Heiß servieren und nach Belieben mit frischem Koriander garnieren.

Tipp des Küchenchefs

- Um den Geschmack zu verstärken, rösten Sie die Mandeln in einer trockenen Pfanne, bevor Sie sie in die Tajine geben.
- Zusammen mit glutenfreiem Couscous oder Quinoa ergibt sich eine herzhafte Mahlzeit.

Hinweis zur Schilddrüsengesundheit: Kichererbsen liefern pflanzliches Eiweiß und Ballaststoffe, während Aprikosen natürliche Süße und Antioxidantien hinzufügen. Die Gewürze fördern die Durchblutung und wirken entzündungshemmend, was dieses Gericht sowohl schmackhaft als auch nahrhaft macht.

Indisch gewürzter Linsen-Dhal mit Kokosnuss-Reis

Dieses cremige Dhal wird mit roten Linsen und einer Mischung aus wärmenden Gewürzen zubereitet und zusammen mit duftendem Kokosnussreis zu einer gemütlichen und nährstoffreichen Mahlzeit serviert.

Dient: 4 | **Vorbereitungszeit**: 10 Minuten | **Kochzeit**: 30 Minuten | **Benötigte Ausrüstung**: Großer Topf, Holzlöffel, mittlerer Kochtopf | **Nährwertangaben**: 360 Kalorien (pro Portion), 12 g Eiweiß, 50 g Kohlenhydrate, 12 g Fett

Inhaltsstoffe

Für das Dhal:

- 1 Esslöffel (15 ml) Kokosnussöl
- 2 Knoblauchzehen, gehackt
- 1 Teelöffel (2 g) gemahlener Kreuzkümmel
- 1/2 Teelöffel (1 g) gemahlener Kurkuma
- 3 Tassen (720 ml) Gemüsebrühe
- 1/4 Teelöffel (1 g) Chilipulver (wahlweise)
- 1 kleine Zwiebel (ca. 100 g), gewürfelt
- 1 Esslöffel (15 g) geriebener frischer Ingwer
- 1 Teelöffel (2 g) gemahlener Koriander
- 1 Tasse (200 g) rote Linsen, abgespült
- 1/2 Teelöffel (1 g) Salz
-

Für den Kokosnussreis:

- 1 Tasse (200 g) Basmati-Reis
- 1 1/2 Tassen (360 ml) Wasser
- 1/2 Tasse (120 ml) Kokosnussmilch
- 1/4 Teelöffel (1 g) Salz

Anweisungen

1. Kokosnussöl in einem großen Topf bei mittlerer Hitze erhitzen. Zwiebel, Knoblauch und Ingwer hinzugeben und 3-4 Minuten braten, bis sie duften.
2. Kreuzkümmel, Koriander und Kurkuma einrühren. 1 Minute lang kochen, damit sich das Aroma entfalten kann.
3. Die Linsen, die Gemüsebrühe, das Salz und das Chilipulver (falls verwendet) hinzufügen. 20-25 Minuten köcheln lassen, dabei gelegentlich umrühren, bis die Linsen weich sind und das Dhal cremig ist.
4. In der Zwischenzeit den Reis, das Wasser, die Kokosmilch und das Salz in einem mittelgroßen Topf zum Kochen bringen, dann die Hitze auf niedrige Stufe reduzieren und zugedeckt 15 Minuten kochen, bis die Flüssigkeit aufgesogen ist.
5. Servieren Sie das Dhal auf dem Kokosnussreis und garnieren Sie es nach Belieben mit frischem Koriander.

Tipp des Küchenchefs

- Ein Spritzer Limettensaft verleiht dem Dhal einen leuchtenden, spritzigen Abschluss.
- Die Reste können bis zu 3 Tage im Kühlschrank aufbewahrt und dann auf dem Herd aufgewärmt werden.

Hinweis zur Schilddrüsengesundheit: Linsen liefern pflanzliches Eiweiß und Eisen, während die Kokosmilch im Reis gesunde Fette liefert, die die Schilddrüsenfunktion unterstützen. Die Gewürze fördern den Kreislauf und die Gesundheit der Verdauung.

Knoblauch-Garnelen nach spanischer Art (Gambas al Ajillo)

Diese Knoblauchgarnelen nach spanischer Art sind einfach, aber dank frischem Knoblauch, Olivenöl und einem Hauch von Paprika sehr schmackhaft. Servieren Sie sie als Vorspeise oder als leichte Mahlzeit.

Dient: 2 | **Vorbereitungszeit**: 5 Minuten | **Kochzeit**: 10 Minuten | **Benötigte Ausrüstung**: Pfanne, Holzlöffel | **Nährwertangaben**: 280 Kalorien (pro Portion), 20 g Eiweiß, 4 g Kohlenhydrate, 22 g Fett

Inhaltsstoffe

- 2 Esslöffel (30 ml) Olivenöl
- 4 Knoblauchzehen, in dünne Scheiben geschnitten
- 12 große Garnelen (ca. 200 g), geschält und entdarmt
- 1/4 Teelöffel (1 g) geräucherter Paprika
- 1/4 Teelöffel (1 g) rote Paprikaflocken (optional)
- Saft von 1/2 Zitrone (etwa 1 Esslöffel oder 15 ml)
- 1 Esslöffel (15 g) gehackte frische Petersilie
- 1/4 Teelöffel (1 g) Salz
- Glutenfreies Brot oder gedünstetes Gemüse (optional, zum Servieren)

Anweisungen

1. Olivenöl in einer Pfanne bei mittlerer Hitze erhitzen. Den Knoblauch hinzugeben und 1-2 Minuten braten, bis er duftet und golden ist.
2. Die Garnelen, geräucherte Paprika, rote Paprikaflocken (falls verwendet) und Salz unterrühren. Pro Seite 2-3 Minuten braten, bis die Garnelen rosa und undurchsichtig sind.
3. Vom Herd nehmen und den Zitronensaft und die Petersilie einrühren.
4. Sofort mit glutenfreiem Brot oder gedünstetem Gemüse servieren.

Tipp des Küchenchefs

- Für eine authentische Note servieren Sie die Garnelen in der Pfanne, in der sie gebraten wurden.
- Geben Sie einen Schuss Weißwein in die Pfanne, um den Geschmack zu intensivieren.

Hinweis zur Schilddrüsengesundheit: Garnelen sind eine ausgezeichnete Quelle für Jod und Selen, die für die Produktion von Schilddrüsenhormonen wichtig sind. Das Olivenöl und der Knoblauch wirken entzündungshemmend und machen

Snacks und Beilagen

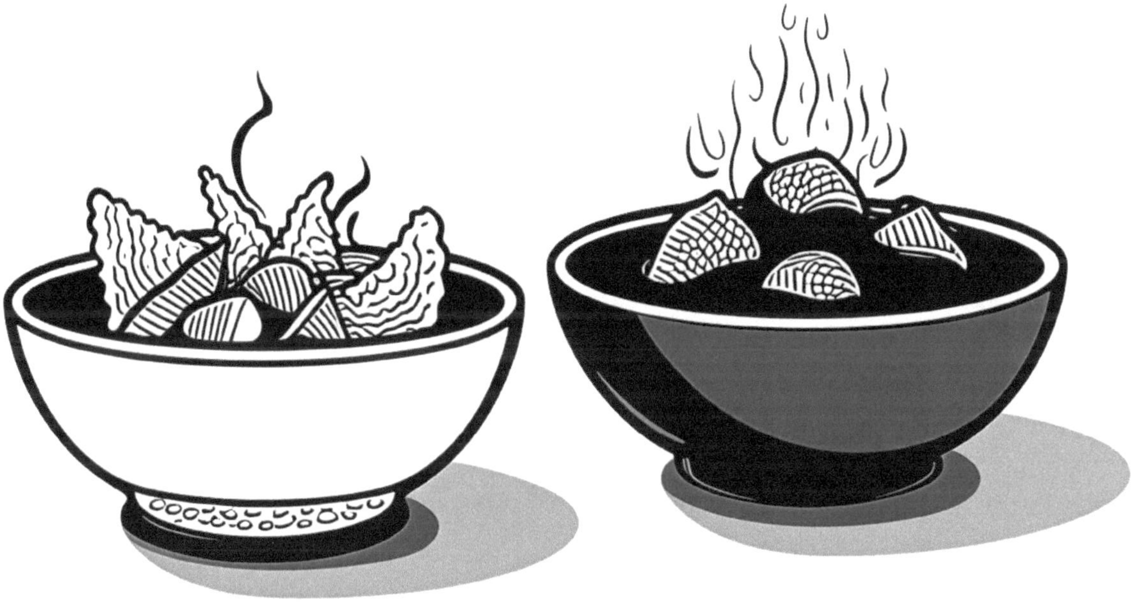

Ich freue mich so sehr, diese Rezepte für Snacks und Beilagen mit Ihnen zu teilen! Die Herstellung eigener Snacks und Soßen ist nicht nur lohnenswert, sondern auch ein Gewinn für Ihre Gesundheit. Im Gegensatz zu gekauften Produkten, die oft mit verstecktem Zucker, ungesunden Fetten und Konservierungsstoffen belastet sind, sind diese Rezepte frisch, schmackhaft und so zubereitet, dass sie Ihre Schilddrüse und Ihr allgemeines Wohlbefinden unterstützen. Ganz gleich, ob Sie Lust auf einen schnellen Happen oder die perfekte Ergänzung zu einer Mahlzeit haben, diese hausgemachten Kreationen werden Ihr Esserlebnis verbessern und Ihnen die Gewissheit geben, dass Sie bei jedem Bissen genau wissen, was drin ist.

Energy Bites mit Chia-Samen, Kokosnuss und Datteln

Diese nicht gebackenen Energy Bites sind ein köstlicher und praktischer Snack, perfekt für einen schnellen Energieschub. Vollgepackt mit Ballaststoffen, gesunden Fetten und natürlicher Süße, sind sie ideal für stressige Tage und zur Unterstützung der Schilddrüsengesundheit.

Dient: 12 Bissen | **Vorbereitungszeit**: 15 Minuten | **Benötigte Ausrüstung**: Küchenmaschine, Rührschüssel | **Nährwertangaben**: 100 Kalorien (pro Bissen), 2 g Eiweiß, 12 g Kohlenhydrate, 5 g Fett

Zutaten:

- 1 Tasse (150 g) entsteinte Medjool-Datteln
- 1/2 Tasse (50 g) Haferflocken (zertifiziert glutenfrei)
- 1/4 Tasse (20 g) geschredderte ungesüßte Kokosnuss
- 1 Esslöffel (10 g) Chiasamen
- 2 Esslöffel (30 ml) Mandelbutter
- 1 Esslöffel (15 ml) Ahornsirup oder Honig
- 1/2 Teelöffel (1 g) gemahlener Zimt
- Eine Prise Salz

Anweisungen:

1. Die Datteln in eine Küchenmaschine geben und pulsieren, bis sie eine klebrige Paste bilden.
2. Haferflocken, Kokosraspeln, Chiasamen, Mandelbutter, Ahornsirup, Zimt und Salz hinzufügen. Verarbeiten, bis die Mischung zusammenkommt und einen klebrigen Teig bildet.
3. Jeweils 1 Esslöffel von der Masse abnehmen und zu kleinen Kugeln rollen.
4. Die Energy Bites auf einen Teller oder ein Backblech legen und mindestens 30 Minuten in den Kühlschrank stellen, damit sie fest werden.
5. In einem luftdichten Behälter im Kühlschrank bis zu 1 Woche aufbewahren oder bis zu 1 Monat einfrieren.

Tipp des Küchenchefs:

- Für eine bessere Textur können Sie die Energiebällchen vor dem Kühlen in Kokosraspeln oder Chiasamen wälzen.
- Für eine Variante mit Schokoladengeschmack einen Esslöffel Kakaopulver hinzufügen.

Hinweis zur Schilddrüsengesundheit:

Diese Energie-Häppchen sind reich an Omega-3-Fettsäuren aus Chiasamen und gesunden Fetten aus Mandelbutter, die das hormonelle Gleichgewicht unterstützen und Entzündungen reduzieren. Datteln liefern eine natürliche Süße und eine schnelle Energiequelle, was sie zu einem großartigen Snack gegen Müdigkeit macht.

Knusprige Grünkohlchips mit Olivenöl und geräucherter Paprika

Diese leichten und knusprigen Grünkohlchips sind eine gesunde Alternative zu herkömmlichen Snacks. Mit nur wenigen Zutaten sind sie einfach zuzubereiten und stecken voller Antioxidantien und Ballaststoffe, die die Gesundheit der Schilddrüse unterstützen.

Serviert: 2 | **Vorbereitungszeit**: 5 Minuten | **Kochzeit**: 15 Minuten | **Benötigte Ausrüstung**: Backblech, Pergamentpapier, Rührschüssel | **Nährwertangaben**: 80 Kalorien (pro Portion), 2 g Eiweiß, 5 g Kohlenhydrate, 6 g Fett

Zutaten:

- 1 großes Bündel (200 g) Grünkohl, Stiele entfernt, Blätter in mundgerechte Stücke gerissen
- 1 Esslöffel (15 ml) Olivenöl
- 1/2 Teelöffel (1 g) geräucherter Paprika
- 1/4 Teelöffel (1 g) Salz
- 1/4 Teelöffel (1 g) Knoblauchpulver (wahlweise)

Anweisungen:

1. Heizen Sie den Backofen auf 150°C (300°F) vor. Ein Backblech mit Pergamentpapier auslegen.
2. In einer Schüssel die Grünkohlblätter mit Olivenöl, geräuchertem Paprika, Salz und Knoblauchpulver (falls verwendet) mischen, bis sie gleichmäßig bedeckt sind.
3. Den Grünkohl in einer einzigen Schicht auf dem vorbereiteten Backblech verteilen. Überlappungen vermeiden, damit er gleichmäßig knusprig wird.
4. 12-15 Minuten backen, dabei häufig kontrollieren, bis der Grünkohl knusprig, aber nicht gebräunt ist.
5. Aus dem Ofen nehmen und vor dem Servieren ein paar Minuten abkühlen lassen.

Tipp des Küchenchefs:

- Für einen pikanten Kick fügen Sie dem Gewürz eine Prise Cayennepfeffer hinzu.
- Bewahren Sie übrig gebliebene Grünkohlchips in einem luftdichten Behälter bis zu 3 Tage auf, damit sie knusprig bleiben.

Hinweis zur Schilddrüsengesundheit:

Grünkohl ist reich an den Vitaminen A, C und K sowie an Antioxidantien, die oxidativen Stress reduzieren. Richtig zubereitet ist Grünkohl sicher und förderlich für die Schilddrüsengesundheit, insbesondere wenn er mit gesunden Fetten wie Olivenöl kombiniert wird, um die Nährstoffaufnahme zu verbessern.

Selbstgemachte Proteinriegel ohne raffinicrten Zucker

Diese selbstgemachten Proteinriegel sind der perfekte Snack für stressige Tage. Vollgepackt mit natürlicher Süße, gesunden Fetten und Proteinen sind sie ideal für anhaltende Energie ohne raffinierten Zucker. Bereiten Sie eine Ladung vor, um einen praktischen, schilddrüsenfreundlichen Snack zu erhalten.

Reicht für: 8 Riegel | **Vorbereitungszeit**: 15 Minuten | **Kühlzeit**: 1 Stunde | **Benötigte Ausrüstung**: Rührschüssel, Küchenmaschine, 8x8-Zoll-Backform, Pergamentpapier | **Nährwertangaben**: 200 Kalorien (pro Riegel), 8 g Protein, 15 g Kohlenhydrate, 12 g Fett

Zutaten:

- 1 Tasse (150 g) entsteinte Medjool-Datteln
- 1/2 Tasse (50 g) Haferflocken (zertifiziert glutenfrei)
- 1/2 Tasse (50 g) Mandelmehl
- 1/4 Tasse (60 ml) Mandelbutter
- 2 Esslöffel (30 ml) Ahornsirup oder Honig
- 1 Messlöffel (30 g) Eiweißpulver ohne Geschmack oder mit Vanillegeschmack
- 1/4 Teelöffel (1 g) Salz
- 1/4 Teelöffel (1 g) gemahlener Zimt
- 2 Esslöffel (30 g) Zartbitterschokoladenstückchen (optional, für den Belag)

Anweisungen:

1. Eine 8x8-Zoll-Backform mit Pergamentpapier auslegen.
2. Die Datteln in eine Küchenmaschine geben und pulsieren, bis sie eine klebrige Paste bilden.
3. In einer Rührschüssel Dattelpaste, Haferflocken, Mandelmehl, Mandelbutter, Ahornsirup, Proteinpulver, Salz und Zimt vermischen. Mischen, bis alles gut vermischt ist. Wenn sich die Mischung zu trocken anfühlt, 1-2 Teelöffel Wasser hinzufügen.
4. Drücken Sie die Masse fest in die vorbereitete Backform und streichen Sie sie mit einem Spatel glatt.
5. Gegebenenfalls die Schokoladenspäne darüber streuen und leicht in die Masse drücken.
6. Mindestens 1 Stunde oder bis zur Festigkeit in den Kühlschrank stellen.
7. Aus dem Kühlschrank nehmen, das Pergamentpapier abziehen und in 8 Riegel schneiden. In einem luftdichten Behälter im Kühlschrank bis zu 1 Woche aufbewahren oder bis zu 1 Monat einfrieren.

Tipp des Küchenchefs:

- Fügen Sie einen Esslöffel Chiasamen oder Hanfsamen für einen zusätzlichen Nährstoffschub hinzu.

Hinweis zur Schilddrüsengesundheit: Diese Proteinriegel werden mit natürlichen Zutaten hergestellt, die die Gesundheit der Schilddrüse unterstützen. Mandelmehl und Mandelbutter liefern gesunde Fette und Vitamin E, während das Proteinpulver den Muskelaufbau und die Energieversorgung unterstützt. Die natürliche Süße von Datteln und Honig hält den Blutzuckerspiegel stabil und macht diesen Riegel zu einem ausgewogenen und sättigenden Snack.

Rote Beete und Tahini-Hummus

Dieser leuchtende Hummus aus Rüben und Tahin ist so nahrhaft wie schön. Er ist vollgepackt mit Antioxidantien, Ballaststoffen und gesunden Fetten und eignet sich perfekt als Dip oder Brotaufstrich, um die Schilddrüsengesundheit zu unterstützen und einen Farbtupfer auf den Tisch zu bringen.

Dient: 4 | **Vorbereitungszeit**: 10 Minuten | **Benötigte Ausrüstung**: Küchenmaschine, Messer, Schneidebrett | **Nährwertangaben**: 150 Kalorien (pro Portion), 4 g Eiweiß, 12 g Kohlenhydrate, 8 g Fett

Zutaten:

- 1 mittelgroße Rübe (ca. 150 g), gekocht und geschält
- 1 Tasse (150 g) gekochte Kichererbsen, abgetropft und abgespült
- 2 Esslöffel (30 ml) Tahin
- Saft von 1 Zitrone (etwa 2 Esslöffel oder 30 ml)
- 1 Knoblauchzehe, gehackt
- 2 Esslöffel (30 ml) Olivenöl
- 1/2 Teelöffel (1 g) Salz
- 1/4 Teelöffel (1 g) gemahlener Kreuzkümmel
- 2-3 Esslöffel (30-45 ml) Wasser (je nach Bedarf für die Konsistenz)

Anweisungen:

1. Falls die Rüben noch nicht gekocht sind, kochen Sie sie 30-40 Minuten in Wasser oder rösten Sie sie 45-60 Minuten bei 400°F/200°C, bis sie gabelweich sind, und schälen Sie sie dann. Die gekochten Rüben, Kichererbsen, Tahini, Zitronensaft, Knoblauch, Olivenöl, Salz und Kreuzkümmel in eine Küchenmaschine geben.
2. So lange pürieren, bis die Masse glatt ist, dabei bei Bedarf die Seiten abkratzen. Jeweils 1 Esslöffel Wasser hinzufügen, bis der Hummus die gewünschte Konsistenz hat.
3. Abschmecken und bei Bedarf nachwürzen. Sofort servieren oder bis zu 5 Tage im Kühlschrank aufbewahren.

Tipp des Küchenchefs:

- Für zusätzlichen Geschmack garnieren Sie das Gericht mit etwas Olivenöl und Sesam oder gehackter Petersilie.
- Verwenden Sie diesen Hummus als Dip für frisches Gemüse, als Aufstrich für Sandwiches oder als Belag für Getreideschalen.

Hinweis zur Schilddrüsengesundheit:

Rote Bete ist reich an Antioxidantien und Nitraten, die die Durchblutung fördern und Entzündungen hemmen. Tahini liefert gesunde Fette und Kalzium, während Kichererbsen pflanzliches Eiweiß und Ballaststoffe beisteuern, was diesen Hummus sowohl lecker als auch nahrhaft macht.

Avocado-Limetten-Dip

Dieser cremige Avocado-Limetten-Dip ist eine vielseitige und schmackhafte Option für einen Snack oder eine pikante Abwechslung zu Ihren Mahlzeiten. Er ist reich an gesunden Fetten und Vitamin C, sättigt und unterstützt die Schilddrüsenfunktion.

Dient: 4 | **Vorbereitungszeit**: 5 Minuten | **Benötigte Ausrüstung**: Mixer oder Küchenmaschine, Messer, Schneidebrett | **Nährwertangaben**: 160 Kalorien (pro Portion), 2 g Eiweiß, 8 g Kohlenhydrate, 14 g Fett

Zutaten:

- 2 reife Avocados (ca. 300 g)
- Saft und Schale von 1 Limette (etwa 2 Esslöffel oder 30 ml Saft)
- 1 Knoblauchzehe, gehackt
- 2 Esslöffel (30 ml) Olivenöl
- 1/4 Teelöffel (1 g) Salz
- 1/4 Teelöffel (1 g) gemahlener Kreuzkümmel
- 1 Esslöffel (15 ml) Wasser (je nach Bedarf für die Konsistenz)

Anweisungen:

1. Avocados, Limettensaft, Limettenschale, Knoblauch, Olivenöl, Salz und Kreuzkümmel in einen Mixer oder eine Küchenmaschine geben.
2. Mit dem Pürierstab pürieren und bei Bedarf 1 Esslöffel Wasser hinzufügen, um die Konsistenz anzupassen.
3. Abschmecken und die Gewürze nach Belieben anpassen. Sofort servieren oder bis zu 3 Tage im Kühlschrank aufbewahren.

Tipp des Küchenchefs:

- Fügen Sie eine Prise Chilipulver für einen würzigen Kick oder eine Handvoll frischen Koriander für zusätzliche Frische hinzu.
- Verwenden Sie diesen Dip als Topping für Tacos, als Aufstrich für Wraps oder als Dip für Gemüsesticks.

Hinweis zur Schilddrüsengesundheit:

Avocados sind eine gute Quelle für einfach ungesättigte Fette, die die Hormonproduktion unterstützen und Entzündungen reduzieren. Limettensaft fügt Vitamin C hinzu, das die Immunfunktion stärkt und das allgemeine Wohlbefinden fördert.

Spinat-Walnuss-Pesto (milchfrei)

Dieses milchfreie Spinat-Walnuss-Pesto ist eine frische und würzige Sauce, die perfekt zu Pasta, Salaten oder gebratenem Gemüse passt. Vollgepackt mit Antioxidantien, gesunden Fetten und pflanzlichen Nährstoffen ist es eine köstliche Möglichkeit, die Gesundheit der Schilddrüse zu unterstützen.

Dient: 4 | **Vorbereitungszeit**: 10 Minuten | **Benötigte Ausrüstung**: Mixer oder Küchenmaschine, Messer, Schneidebrett **|** **Nährwertangaben**: 120 Kalorien (pro Portion), 3 g Eiweiß, 2 g Kohlenhydrate, 11 g Fett

Zutaten:

- 2 Tassen (60 g) frischer Blattspinat
- 1/2 Tasse (50 g) Walnüsse
- 1/4 Tasse (60 ml) Olivenöl
- 1 Knoblauchzehe, gehackt
- Saft von 1/2 Zitrone (etwa 1 Esslöffel oder 15 ml)
- 1/4 Teelöffel (1 g) Salz
- 2 Esslöffel (30 ml) Wasser (je nach Bedarf für die Konsistenz)

Anweisungen:

1. Spinat, Walnüsse, Olivenöl, Knoblauch, Zitronensaft und Salz in einen Mixer oder eine Küchenmaschine geben.
2. So lange pürieren, bis die Masse glatt ist, dabei nach Bedarf die Seiten abkratzen. Je 1 Esslöffel Wasser hinzufügen, bis die gewünschte Konsistenz erreicht ist.
3. Abschmecken und bei Bedarf nachwürzen. Sofort servieren oder in einem luftdichten Behälter im Kühlschrank bis zu 5 Tage aufbewahren.

Tipp des Küchenchefs:

- Für zusätzlichen Geschmack können Sie eine Prise rote Paprikaflocken oder Nährhefe untermischen.
- Verwenden Sie dieses Pesto als Sauce für glutenfreie Pasta, als Aufstrich für Sandwiches oder als Dip für gebratenes Gemüse.

Hinweis zur Schilddrüsengesundheit:

Spinat und Walnüsse liefern Antioxidantien, Magnesium und gesunde Fette, die die Schilddrüsenfunktion unterstützen und Entzündungen reduzieren. Olivenöl verbessert die Nährstoffaufnahme und macht dieses Pesto sowohl nahrhaft als auch vielseitig.

Gebratener Rosenkohl mit Honig und Balsamico-Essig

Dieser geröstete Rosenkohl ist perfekt karamellisiert und mit einer süß-säuerlichen Glasur aus Honig und Balsamico-Essig überzogen. Er ist eine köstliche Beilage, die sowohl schmackhaft als auch nährstoffreich ist.

Serviert: 4 | **Vorbereitungszeit**: 10 Minuten | **Kochzeit**: 25 Minuten | **Benötigte Ausrüstung**: Backblech, Rührschüssel, Messer, Schneidebrett | **Nährwertangaben**: 120 Kalorien (pro Portion), 3 g Eiweiß, 15 g Kohlenhydrate, 6 g Fett

Zutaten:

- 1 Pfund (450 g) Rosenkohl, geputzt und halbiert
- 2 Esslöffel (30 ml) Olivenöl
- 1 Esslöffel (15 ml) Balsamico-Essig
- 1 Teelöffel (5 ml) Honig
- 1/4 Teelöffel (1 g) Salz
- 1/4 Teelöffel (1 g) schwarzer Pfeffer

Anweisungen:

1. Heizen Sie den Ofen auf 200°C (400°F) vor. Ein Backblech mit Pergamentpapier auslegen.
2. In einer Schüssel den Rosenkohl mit Olivenöl, Balsamico-Essig, Honig, Salz und Pfeffer vermengen, bis er gut bedeckt ist.
3. Den Rosenkohl in einer einzigen Schicht auf dem vorbereiteten Backblech verteilen.
4. 20-25 Minuten braten, nach der Hälfte der Zeit wenden, bis sie goldbraun und an den Rändern knusprig sind.
5. Sofort als Beilage oder Snack servieren.

Tipp des Küchenchefs:

- Für zusätzlichen Geschmack vor dem Servieren mit geriebenem Parmesan oder gehackten Walnüssen bestreuen.
- Eine Prise rote Paprikaflocken für einen pikanten Kick hinzufügen.

Hinweis zur Schilddrüsengesundheit:

Rosenkohl ist eine hervorragende Quelle für Antioxidantien und Ballaststoffe, die die Verdauung fördern und oxidativen Stress reduzieren. Das Olivenöl verbessert die Nährstoffaufnahme, während die Balsamico-Glasur einen Hauch von Süße ohne raffinierten Zucker verleiht.

Gegrillte Zucchini mit Knoblauch und Thymian

Diese einfache und schmackhafte Beilage besteht aus zarten gegrillten Zucchini, die mit Knoblauch und Thymian gewürzt sind. Sie ist schnell zubereitet und passt zu einer Vielzahl von Hauptgerichten.

Dient: 4 | **Vorbereitungszeit**: 5 Minuten | **Kochzeit**: 10 Minuten | **Benötigte Ausrüstung**: Grillpfanne oder Außengrill, Rührschüssel, Messer, Schneidebrett **|** **Nährwertangaben**: 80 Kalorien (pro Portion), 2 g Eiweiß, 4 g Kohlenhydrate, 6 g Fett

Zutaten:

- 4 mittelgroße Zucchini (ca. 600 g), der Länge nach in Scheiben geschnitten
- 2 Esslöffel (30 ml) Olivenöl
- 2 Knoblauchzehen, gehackt
- 1 Teelöffel (2 g) getrockneter Thymian
- 1/4 Teelöffel (1 g) Salz
- 1/4 Teelöffel (1 g) schwarzer Pfeffer

Anweisungen:

1. Heizen Sie den Grill oder die Grillpfanne auf mittlere bis hohe Hitze vor.
2. In einer Schüssel die Zucchinischeiben mit Olivenöl, Knoblauch, Thymian, Salz und Pfeffer vermischen.
3. Die Zucchini auf den Grill legen und 3-4 Minuten pro Seite garen, bis sie weich sind und Grillspuren aufweisen.
4. Warm als Beilage oder Vorspeise servieren.

Tipp des Küchenchefs:

- Für zusätzlichen Geschmack die gegrillten Zucchini vor dem Servieren mit etwas frischem Zitronensaft beträufeln.
- Kombinieren Sie ihn mit gegrilltem Hähnchen oder Fisch für eine komplette Mahlzeit.

Hinweis zur Schilddrüsengesundheit:

Zucchini ist kalorienarm und reich an Antioxidantien, während Olivenöl und Thymian entzündungshemmend wirken. Knoblauch fügt immunstärkende Verbindungen hinzu und macht dieses Gericht sowohl lecker als auch nahrhaft.

Blumenkohl- und Süßkartoffelpüree

Dieses cremige und farbenfrohe Püree kombiniert Süßkartoffeln und Blumenkohl zu einer nahrhaften Abwandlung eines klassischen Komfortgerichts. Es ist eine perfekte Beilage für jede Mahlzeit und enthält viele Vitamine und Antioxidantien.

Dient: 4 | **Vorbereitungszeit**: 10 Minuten | **Kochzeit**: 20 Minuten | **Benötigte Ausrüstung**: Großer Topf, Sieb, Kartoffelstampfer oder Mixer | **Nährwertangaben**: 140 Kalorien (pro Portion), 3 g Eiweiß, 25 g Kohlenhydrate, 4 g Fett

Zutaten:

- 2 mittelgroße Süßkartoffeln (ca. 400 g), geschält und in Würfel geschnitten
- 1 kleiner Blumenkohlkopf (ca. 300 g), in Röschen geschnitten
- 2 Esslöffel (30 ml) Olivenöl oder ungesalzene Butter
- 1/4 Tasse (60 ml) ungesüßte Mandelmilch
- 1/2 Teelöffel (1 g) Salz
- 1/4 Teelöffel (1 g) schwarzer Pfeffer
- 1/4 Teelöffel (1 g) gemahlener Zimt (optional, zum Süßen)

Anweisungen:

1. Einen großen Topf mit Wasser zum Kochen bringen. Die Süßkartoffeln und den Blumenkohl hinzufügen und 15-20 Minuten kochen, bis sie weich sind.
2. Das Gemüse abgießen und zurück in den Topf geben.
3. Das Olivenöl oder die Butter, die Mandelmilch, Salz, Pfeffer und Zimt (falls verwendet) hinzufügen. Mit einem Kartoffelstampfer zerdrücken oder mit einem Stabmixer pürieren, bis die Masse glatt und cremig ist.
4. Abschmecken und bei Bedarf nachwürzen. Warm servieren.

Tipp des Küchenchefs:

- Für zusätzlichen Geschmack können Sie gerösteten Knoblauch oder frische Kräuter wie Petersilie oder Schnittlauch untermischen.
- Reste in einem luftdichten Behälter im Kühlschrank bis zu 3 Tage aufbewahren. Vorsichtig auf dem Herd oder in der Mikrowelle aufwärmen.

Hinweis zur Schilddrüsengesundheit:

Süßkartoffeln sind reich an Beta-Carotin und komplexen Kohlenhydraten, die Energie liefern und die Immunfunktion unterstützen. Blumenkohl liefert Ballaststoffe und Antioxidantien und macht dieses Püree zu einer nährstoffreichen Ergänzung für jede Mahlzeit.

Nachspeisen

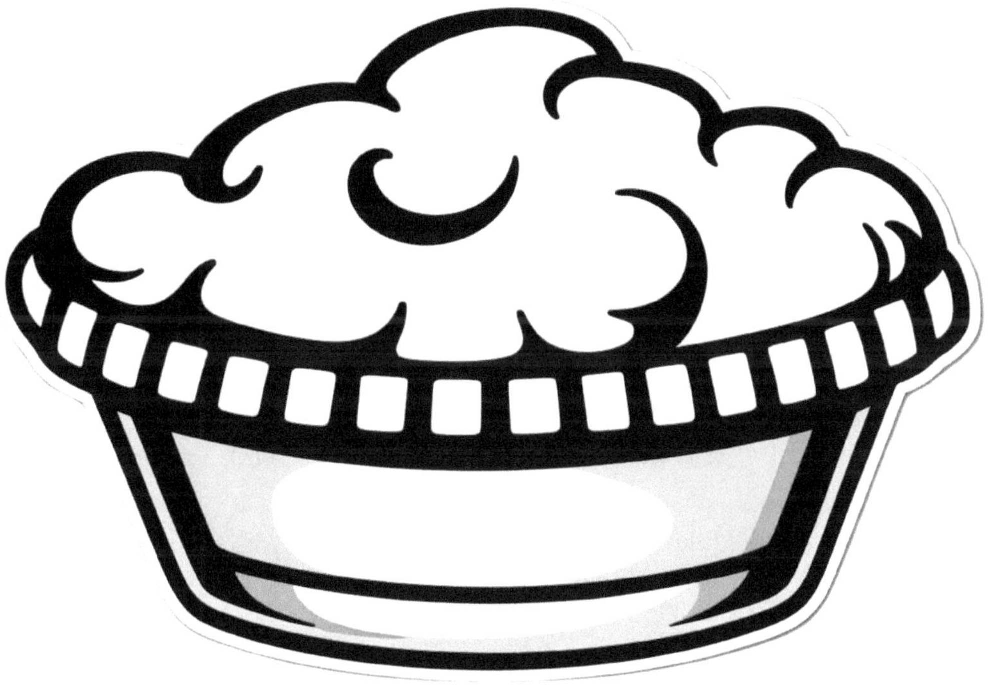

Wer sagt, dass Desserts tabu sein müssen? Mit den richtigen Zutaten können Ihre süßen Genüsse sowohl lecker als auch nahrhaft sein. Die Dessertrezepte in diesem Kochbuch sind so konzipiert, dass sie Ihren Heißhunger stillen und gleichzeitig Ihre Schilddrüsengesundheit und Ihr allgemeines Wohlbefinden unterstützen. Durch die Wahl natürlicher Süßungsmittel und gesunder Zutaten beweisen diese Leckereien, dass der Genuss von Süßem nicht auf Kosten der Gesundheit gehen muss. Lassen Sie sich von diesen Rezepten dazu inspirieren, Desserts zu genießen, die sowohl Ihrem Körper als auch Ihrer Seele gut tun.

Karottenkuchen mit Mandelmehl und Kokosnussglasur

Dieser saftige und geschmackvolle Karottenkuchen wird mit Mandelmehl zubereitet und mit einer cremigen Kokosnussglasur überzogen. Er ist von Natur aus glutenfrei und eignet sich perfekt für einen besonderen Anlass oder für den täglichen Genuss.

Serviert: 8 | **Vorbereitungszeit**: 15 Minuten | **Kochzeit**: 35 Minuten | **Benötigte Ausrüstung**: Rührschüssel, Schneebesen, runde 8-Zoll-Kuchenform, Reibe | **Nährwertangaben**: 280 Kalorien (pro Portion), 6 g Eiweiß, 20 g Kohlenhydrate, 18 g Fett

Zutaten: Für den Kuchen:

- 2 Tassen (200 g) Mandelmehl
- 1 Teelöffel (4 g) Backpulver
- 1/4 Teelöffel (1 g) gemahlene Muskatnuss
- 3 große Eier
- 1/4 Tasse (60 ml) geschmolzenes Kokosnussöl
- 1 Tasse (100 g) geriebene Möhren
- 1/4 Tasse (30 g) Kokosnussmehl
- 1/2 Teelöffel (2 g) gemahlener Zimt
- 1/4 Teelöffel (1 g) Salz
- 1/3 Tasse (80 ml) Ahornsirup
- 1 Teelöffel (5 ml) Vanilleextrakt
- 1/2 Tasse (50 g) gehackte Walnüsse (optional)

Für den Zuckerguss:

- 1/2 Tasse (120 ml) Kokosnusscreme aus der Dose (gekühlt)
- 2 Esslöffel (30 ml) Honig oder Ahornsirup
- 1 Teelöffel (5 ml) Vanilleextrakt

Anweisungen

1. Heizen Sie den Ofen auf 175°C (350°F) vor und fetten Sie eine runde 8-Zoll-Kuchenform ein.
2. In einer Rührschüssel Mandelmehl, Kokosmehl, Backpulver, Zimt, Muskatnuss und Salz verquirlen. In einer separaten Schüssel die Eier, den Ahornsirup, das geschmolzene Kokosöl und den Vanilleextrakt verquirlen, bis alles gut vermischt ist.
3. Die trockenen Zutaten nach und nach zu den feuchten Zutaten geben und mischen, bis ein glatter Teig entsteht. Die geriebenen Möhren und Walnüsse (falls verwendet) unterheben.
4. Den Teig in die vorbereitete Kuchenform gießen und 30-35 Minuten backen, oder bis ein Zahnstocher in der Mitte sauber herauskommt. Den Kuchen vollständig abkühlen lassen.
5. Für den Guss die gekühlte Kokossahne, den Honig oder Ahornsirup und den Vanilleextrakt glatt und schaumig aufschlagen. Über den abgekühlten Kuchen streichen und servieren.

Tipp des Küchenchefs

- Für eine dekorative Note streuen Sie Kokosraspeln oder gehackte Nüsse über die Glasur.

- Bestreichen Sie die Oberfläche des Kuchens vor dem Zuckerguss mit einem leichten Sirup aus Honig und Wasser.

Hinweis zur Schilddrüsengesundheit: Mandelmehl liefert Vitamin E und gesunde Fette, während Kokosnusscreme und -öl entzündungshemmend wirken. Die Karotten fügen Beta-Carotin hinzu, das die Immunfunktion und das allgemeine Wohlbefinden unterstützt.

Glutenfreie Brownies mit Zartbitterschokolade und Avocado

Diese reichhaltigen und puddingartigen Brownies verwenden Avocado für eine cremige Textur und dunkle Schokolade für einen dekadenten Geschmack. Sie sind von Natur aus glutenfrei und enthalten wenig raffinierten Zucker - perfekt für alle Naschkatzen.

Dient: 9 | **Vorbereitungszeit**: 10 Minuten | **Kochzeit**: 25 Minuten | **Benötigte Ausrüstung**: Rührschüssel, Schneebesen, 8x8-Zoll-Backform | **Nährwertangaben**: 200 Kalorien (pro Portion), 4 g Protein, 15 g Kohlenhydrate, 14 g Fett

Inhaltsstoffe

- 1 große reife Avocado (ca. 150 g), püriert
- 2 große Eier
- 1/2 Tasse (100 g) Kokosblütenzucker
- 1/3 Tasse (30 g) ungesüßtes Kakaopulver
- 1/2 Tasse (90 g) dunkle Schokoladensplitter (bei Bedarf milchfrei), geschmolzen
- 1/4 Tasse (60 ml) geschmolzenes Kokosnussöl
- 1 Teelöffel (5 ml) Vanilleextrakt
- 1/4 Tasse (30 g) Mandelmehl
- 1/4 Teelöffel (1 g) Salz

Anweisungen

1. Heizen Sie den Ofen auf 175 °C (350 °F) vor und legen Sie eine 8x8-Zoll-Backform mit Pergamentpapier aus.
2. In einer Rührschüssel die Avocado pürieren, bis sie glatt ist. Eier, Kokosnusszucker, Kakaopulver, geschmolzene Schokolade, Kokosnussöl und Vanilleextrakt hinzufügen. Mischen, bis alles gut vermischt ist.
3. Das Mandelmehl und das Salz unterheben, bis ein glatter Teig entsteht.
4. Den Teig in die vorbereitete Backform gießen und gleichmäßig verteilen. 20-25 Minuten backen, oder bis die Oberfläche fest ist und ein Zahnstocher in der Mitte ein paar feuchte Krümel hinterlässt.
5. Lassen Sie die Brownies in der Form vollständig abkühlen, bevor Sie sie in Quadrate schneiden.

Tipp des Küchenchefs

- Fügen Sie dem Teig eine Handvoll gehackter Walnüsse oder zusätzliche Schokoladensplitter hinzu, um die Konsistenz zu verbessern.
- Um den Schokoladengeschmack zu intensivieren, geben Sie eine Prise Espressopulver in den Teig.

Hinweis zur Schilddrüsengesundheit

Avocado liefert gesunde Fette und Magnesium, während dunkle Schokolade reich an Antioxidantien ist, die oxidativen Stress reduzieren. Kokosnusszucker bietet eine niedrigere glykämische Alternative zu raffiniertem Zucker, was diese Brownies sowohl köstlich als auch gesundheitsfördernd für die Schilddrüse macht.

Blaubeer-Muffins mit Kokosnussmehl

Diese leichten und fluffigen Blaubeermuffins werden mit Kokosnussmehl zubereitet, wodurch sie von Natur aus glutenfrei sind und viele Ballaststoffe enthalten. Sie sind perfekt für ein schnelles Frühstück oder einen gesunden Snack.

Dient: 6 | **Vorbereitungszeit**: 10 Minuten | **Kochzeit**: 20 Minuten | **Benötigte Ausrüstung**: Muffinform, Rührschüssel, Schneebesen **|** **Nährwertangaben**: 160 Kalorien (pro Muffin), 5 g Eiweiß, 12 g Kohlenhydrate, 10 g Fett

Inhaltsstoffe

- 1/4 Tasse (30 g) Kokosnussmehl
- 1/4 Teelöffel (1 g) Backpulver
- 1/4 Teelöffel (1 g) Salz
- 3 große Eier
- 1/4 Tasse (60 ml) geschmolzenes Kokosnussöl
- 3 Esslöffel (45 ml) Ahornsirup
- 1 Teelöffel (5 ml) Vanilleextrakt
- 1/2 Tasse (75 g) frische oder gefrorene Heidelbeeren

Anweisungen

1. Den Backofen auf 175°C (350°F) vorheizen und eine Muffinform einfetten oder auslegen.
2. In einer Rührschüssel Kokosmehl, Backpulver und Salz verquirlen. In einer separaten Schüssel die Eier, das geschmolzene Kokosnussöl, den Ahornsirup und den Vanilleextrakt glatt rühren.
3. Die trockenen Zutaten nach und nach zu den feuchten Zutaten geben und verrühren, bis ein dickflüssiger Teig entsteht. Die Heidelbeeren unterheben.
4. Verteilen Sie den Teig gleichmäßig auf 6 Muffinförmchen und backen Sie sie 18-20 Minuten lang, oder bis die Oberseiten goldgelb sind und ein Zahnstocher in der Mitte sauber herauskommt.
5. Lassen Sie die Muffins 5 Minuten lang in der Form abkühlen, bevor Sie sie zum vollständigen Abkühlen auf ein Gitterrost geben.

Tipp des Küchenchefs

- Für eine zitronige Note fügen Sie dem Teig die Schale von 1 Zitrone hinzu.
- Für eine bessere Struktur können Sie vor dem Backen ein paar Haferflocken oder gehobelte Mandeln auf jeden Muffin streuen.

Hinweis zur Schilddrüsengesundheit

Kokosmehl ist reich an Ballaststoffen und enthält wenig Kohlenhydrate, was zu einem stabilen Blutzuckerspiegel beiträgt. Blaubeeren liefern Antioxidantien, die Entzündungen reduzieren, was diese Muffins sowohl lecker als auch schilddrüsenfreundlich macht.

Chia-Samen-Pudding mit Mandelmilch und frischen Früchten

Dieser cremige Chiasamenpudding ist eine nahrhafte und vielseitige Frühstücks- oder Snackoption. Er wird mit Mandelmilch zubereitet und mit frischem Obst verfeinert. Er ist natürlich glutenfrei und enthält viele Ballaststoffe und Omega-3-Fettsäuren.

Dient: 2 | **Vorbereitungszeit**: 5 Minuten | **Kühlzeit**: 4 Stunden | **Benötigte Ausrüstung**: Rührschüssel, Schneebesen, luftdichter Behälter | **Nährwertangaben**: 200 Kalorien (pro Portion), 5 g Eiweiß, 15 g Kohlenhydrate, 12 g Fett

Inhaltsstoffe

- 1/4 Tasse (40 g) Chiasamen
- 1 Tasse (240 ml) ungesüßte Mandelmilch
- 1 Esslöffel (15 ml) Ahornsirup oder Honig
- 1/2 Teelöffel (2,5 ml) Vanilleextrakt
- 1/2 Tasse (75 g) frisches Obst (z. B. Beeren, Bananenscheiben oder Kiwi)

Anweisungen

1. Chiasamen, Mandelmilch, Ahornsirup und Vanilleextrakt in einer Rührschüssel verquirlen, bis sie gut vermischt sind.
2. Die Mischung in einen luftdichten Behälter füllen und mindestens 4 Stunden oder über Nacht in den Kühlschrank stellen, dabei nach der ersten Stunde einmal umrühren, damit sie nicht klumpt.
3. Vor dem Servieren den Pudding umrühren und auf zwei Schüsseln aufteilen. Mit frischem Obst garnieren und genießen.

Tipp des Küchenchefs

- Ein wenig Zimt oder eine Handvoll gehackter Nüsse sorgen für zusätzlichen Geschmack und Knusprigkeit.
- Der Pudding ist im Kühlschrank bis zu 5 Tage haltbar und lässt sich leicht vorbereiten.

Hinweis zur Schilddrüsengesundheit

Chiasamen sind reich an Omega-3-Fettsäuren und Ballaststoffen und unterstützen die Gesundheit von Herz und Schilddrüse. Mandelmilch liefert Kalzium und Vitamin E, während frisches Obst Antioxidantien zur Verringerung von Entzündungen beisteuert.

Bananen-Mandel-Butter-Eiscreme

Diese cremige, milchfreie Eiscreme wird mit nur wenigen einfachen Zutaten und ohne Zuckerzusatz hergestellt. Die natürliche Süße der Bananen harmoniert perfekt mit der Mandelbutter und sorgt für einen erfrischenden und gesunden Genuss.

Dient: 2 | **Vorbereitungszeit**: 5 Minuten | **Gefrierzeit**: 2 Stunden | **Benötigte Ausrüstung**: Küchenmaschine oder Mixer | **Nährwertangaben**: 180 Kalorien (pro Portion), 4g Eiweiß, 22g Kohlenhydrate, 8g Fett

Inhaltsstoffe

- 2 reife Bananen (ca. 200 g), in Scheiben geschnitten und gefroren
- 2 Esslöffel (30 g) Mandelbutter
- 1/2 Teelöffel (2,5 ml) Vanilleextrakt
- Eine Prise Salz

Anweisungen

1. Die gefrorenen Bananenscheiben, Mandelbutter, Vanilleextrakt und Salz in eine Küchenmaschine oder einen Mixer geben.
2. So lange mixen, bis die Masse glatt und cremig ist, dabei bei Bedarf die Seiten abkratzen.
3. Für eine weiche Konsistenz sofort servieren oder für eine festere Konsistenz in einen Behälter umfüllen und 1-2 Stunden einfrieren.
4. In Schalen füllen und genießen.

Tipp des Küchenchefs

- Für zusätzlichen Geschmack mit Zartbitterschokoladenraspeln oder gerösteten Kokosraspeln bestreuen.
- Frieren Sie einzelne Portionen in Silikonformen ein, um einen praktischen Snack für unterwegs zu haben.

Hinweis zur Schilddrüsengesundheit

Bananen sind eine gute Kalium- und Energiequelle, während Mandelbutter gesunde Fette und Magnesium liefert, die beide für die Hormonproduktion und die Schilddrüsenfunktion wichtig sind.

Ungebackener Käsekuchen mit Dattel-Nuss-Kruste

Dieser backfertige Käsekuchen ist cremig, reichhaltig und natürlich mit Datteln gesüßt. Die nussbasierte Kruste und die milchfreie Füllung machen ihn zu einem schuldfreien Dessert, das perfekt für jede Gelegenheit ist.

Dient: 8 | **Vorbereitungszeit**: 20 Minuten | **Kühlzeit**: 4 Stunden | **Benötigte Ausrüstung**: Küchenmaschine, 8-Zoll-Springform | **Nährwertangaben**: 280 Kalorien (pro Portion), 6 g Eiweiß, 20 g Kohlenhydrate, 18 g Fett

Inhaltsstoffe

Für die Kruste:

- 1 Tasse (150 g) entsteinte Medjool-Datteln
- 1 Tasse (120 g) rohe Mandeln oder Walnüsse
- 1/4 Teelöffel (1 g) Salz

Für die Füllung:

- 1 1/2 Becher (360 g) milchfreier Frischkäse
- 1/3 Tasse (80 ml) Ahornsirup
- 1/4 Tasse (60 ml) Kokosnusscreme (gekühlt)
- 1 Teelöffel (5 ml) Vanilleextrakt
- Saft von 1/2 Zitrone (etwa 1 Esslöffel oder 15 ml)

Anweisungen

1. Datteln, Mandeln und Salz in einer Küchenmaschine mixen, bis die Masse zusammenklebt, wenn sie gedrückt wird. Die Mischung gleichmäßig in den Boden einer 8-Zoll-Springform drücken, um die Kruste zu bilden.
2. In einer Rührschüssel Frischkäse, Ahornsirup, Kokosnusscreme, Vanilleextrakt und Zitronensaft glatt und cremig schlagen.
3. Die Füllung auf die Kruste geben und mit einem Spatel glatt streichen.
4. Die Form abdecken und mindestens 4 Stunden oder bis zum Festwerden in den Kühlschrank stellen.
5. In Scheiben schneiden und gekühlt servieren, eventuell mit frischem Obst oder einem Spritzer Ahornsirup garnieren.

Tipp des Küchenchefs

- Für eine schokoladige Note mischen Sie 2 Esslöffel Kakaopulver unter die Füllung.
- Reste können bis zu 3 Tage im Kühlschrank aufbewahrt werden, oder Sie können einzelne Scheiben einfrieren, um sie länger aufzubewahren.

Hinweis zur Schilddrüsengesundheit

Die nussbasierte Kruste liefert gesunde Fette und Selen, während die Kokosnusscreme und die milchfreie Füllung entzündungshemmende Eigenschaften haben. Dieser Käsekuchen ist ein köstlicher Genuss, der zu einer schilddrüsenfreundlichen Ernährung passt.

Bratapfel mit Zimt und gehackten Nüssen

Dieses einfache, aber köstliche Bratapfelrezept ist warm, gemütlich und voller natürlicher Süße. Es eignet sich perfekt als Dessert oder für zwischendurch, ist natürlich glutenfrei und unterstützt die Gesundheit der Schilddrüse.

Dient: 2 | **Vorbereitungszeit**: 5 Minuten | **Kochzeit**: 25 Minuten | **Benötigte Ausrüstung**: Auflaufform, Messer, Löffel | **Nährwertangaben**: 150 Kalorien (pro Portion), 2g Eiweiß, 25g Kohlenhydrate, 6g Fett

Inhaltsstoffe

- 2 mittelgroße Äpfel (ca. 300 g), entkernt
- 2 Esslöffel (15 g) gehackte Walnüsse oder Pekannüsse
- 1 Teelöffel (2 g) gemahlener Zimt
- 1 Esslöffel (15 ml) Ahornsirup oder Honig
- 1 Teelöffel (5 g) Kokosnussöl

Anweisungen

1. Heizen Sie den Ofen auf 190°C (375°F) vor und fetten Sie eine kleine Auflaufform mit Kokosöl ein.
2. Die entkernten Äpfel in die Auflaufform legen. Jeden Apfel mit gehackten Nüssen füllen und mit Zimt bestreuen.
3. Ahornsirup oder Honig über die Äpfel träufeln und jeweils einen kleinen Klecks Kokosöl darauf geben.
4. 20-25 Minuten backen, bis die Äpfel weich sind und sich leicht mit einer Gabel einstechen lassen.
5. Warm servieren, wahlweise mit einem Klecks Kokosjoghurt oder einer Prise Granola garnieren.

Tipp des Küchenchefs

- Für zusätzlichen Geschmack mischen Sie eine Prise Muskatnuss oder Ingwer mit dem Zimt.
- Verwenden Sie verschiedene Nüsse oder Samen, wie Mandeln oder Sonnenblumenkerne, um Abwechslung zu schaffen.

Hinweis zur Schilddrüsengesundheit

Äpfel liefern Ballaststoffe und natürliche Süße, während Walnüsse Omega-3-Fettsäuren liefern, die Entzündungen reduzieren. Zimt hilft bei der Regulierung des Blutzuckerspiegels und macht dieses Gericht sowohl lecker als auch nahrhaft.

Kokosnussjoghurt mit glutenfreiem Müsli und Honig

Dieses schnelle und einfache Rezept ist perfekt für das Frühstück oder einen leichten Snack. Cremiger Kokosnussjoghurt gepaart mit knusprigem Granola und einem Spritzer Honig ist eine ausgewogene und schilddrüsenfreundliche Option.

Dient: 2 | **Vorbereitungszeit**: 5 Minuten | **Benötigte Ausrüstung**: Schüssel, Löffel | **Nährwertangaben**: 180 Kalorien (pro Portion), 3 g Eiweiß, 20 g Kohlenhydrate, 8 g Fett

Inhaltsstoffe

- 1 Tasse (240 g) Kokosnussjoghurt
- 1/2 Tasse (50 g) glutenfreies Müsli
- 2 Teelöffel (10ml) Honig
- 1/4 Tasse (40 g) frische Beeren (optional, zum Garnieren)

Anweisungen

1. Den Kokosnussjoghurt gleichmäßig auf zwei Schüsseln verteilen.
2. Jede Schale mit glutenfreiem Müsli bestreuen und mit Honig beträufeln.
3. Nach Belieben mit frischen Beeren garnieren und sofort servieren.

Tipp des Küchenchefs

- Für zusätzlichen Geschmack mit Kokosraspeln oder einer Prise Zimt bestreuen.
- Tauschen Sie Honig gegen Ahornsirup oder Agavennektar aus, um eine vegane Variante zu erhalten.

Hinweis zur Schilddrüsengesundheit

Kokosnussjoghurt liefert gesunde Fette und Probiotika für die Darmgesundheit, während das Müsli die Verdauung mit Ballaststoffen unterstützt. Der Honig und die Beeren liefern Antioxidantien und machen dieses Gericht einfach und gesund.

Riegel mit Zartbitterschokolade und getrockneten Früchten

Diese Riegel aus Zartbitterschokolade und getrockneten Früchten sind eine reichhaltige und sättigende Leckerei, die sich perfekt für einen Muntermacher am Nachmittag eignet. Vollgepackt mit Antioxidantien und gesunden Fetten sind sie ein Genuss und nahrhaft zugleich.

Dient: 8 | **Vorbereitungszeit**: 10 Minuten | **Kühlzeit**: 1 Stunde | **Benötigte Ausrüstung**: Rührschüssel, 8x8-Zoll-Pfanne, Pergamentpapier | **Nährwertangaben**: 220 Kalorien (pro Portion), 3 g Protein, 18 g Kohlenhydrate, 15 g Fett

Inhaltsstoffe

- 1 Tasse (150 g) dunkle Schokoladensplitter (bei Bedarf milchfrei)

- 1/2 Tasse (50 g) gehackte gemischte Trockenfrüchte (z. B. Aprikosen, Cranberries, Rosinen)
- 1/4 Tasse (25 g) gehackte Mandeln oder Cashewnüsse
- 1 Esslöffel (15 ml) Kokosnussöl
- 1/4 Teelöffel (1 g) Salz

Anweisungen

1. Eine 8x8-Zoll-Form mit Pergamentpapier auslegen.
2. Die Zartbitterschokolade und das Kokosöl in einer mikrowellengeeigneten Schüssel oder über einem Wasserbad unter Rühren schmelzen, bis die Masse glatt ist.
3. Die Trockenfrüchte, Nüsse und das Salz unterrühren, bis die Schokolade gleichmäßig verteilt ist.
4. Die Mischung in die vorbereitete Form geben und gleichmäßig verteilen. Mindestens 1 Stunde lang oder bis zum Festwerden in den Kühlschrank stellen.
5. In 8 Riegel schneiden und gekühlt oder bei Zimmertemperatur servieren.

Tipp des Küchenchefs

- Für eine bessere Konsistenz können Sie vor dem Kühlen Kokosraspeln oder Chiasamen darüber streuen.
- Im Kühlschrank bis zu 1 Woche aufbewahren oder für eine längere Lagerung einfrieren.

Hinweis zur Schilddrüsengesundheit

Dunkle Schokolade ist reich an Antioxidantien, während Trockenfrüchte natürliche Süße und Vitamine liefern. Nüsse liefern gesunde Fette und Selen, die die Schilddrüsenfunktion und die allgemeine Energie unterstützen.

Getränke

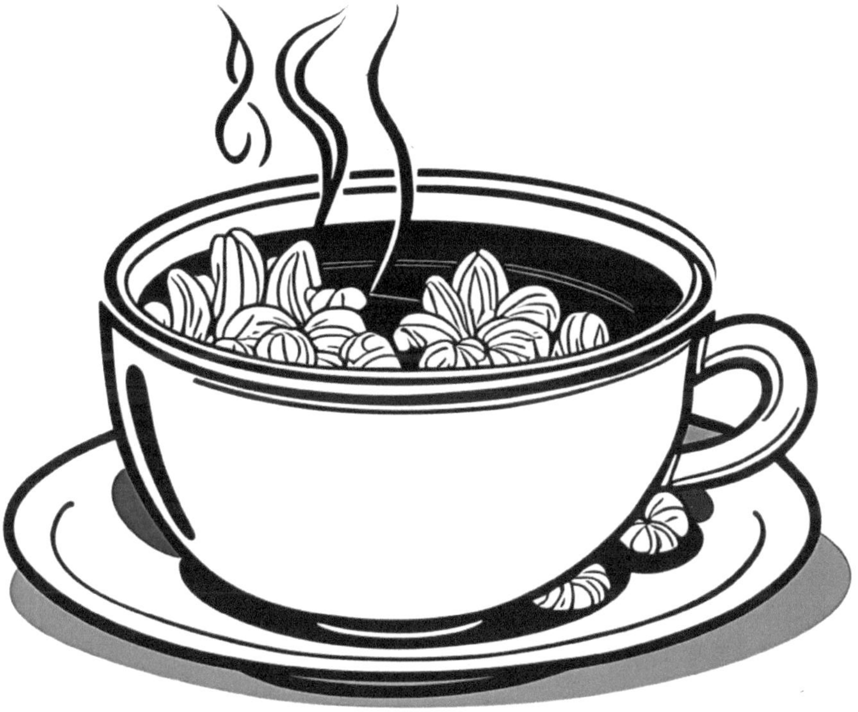

Ich glaube, dass das, was man trinkt, genauso wichtig ist wie das, was man isst, und ich freue mich sehr, diese Getränkerezepte mit Ihnen zu teilen. Von beruhigenden Tees über energiespendende Smoothies bis hin zu erfrischenden Aufgüssen ist jedes Getränk darauf ausgerichtet, Ihren Körper zu nähren und Ihre Schilddrüsengesundheit zu unterstützen. Ganz gleich, ob Sie den Morgen beginnen oder den Abend ausklingen lassen, diese Rezepte werden Ihnen helfen, hydratisiert und ausgeglichen zu bleiben, während Sie jeden Schluck genießen. Lassen Sie uns ein Glas auf Ihr Wohlbefinden erheben!

Ingwer-Kurkuma-Tee mit Zitrone

Dieser beruhigende und entzündungshemmende Tee kombiniert die Kraft von Ingwer und Kurkuma mit der erfrischenden Schärfe der Zitrone. Perfekt für einen beruhigenden Start in den Tag oder einen entspannenden Ausklang des Abends.

Dient: 2 | **Vorbereitungszeit**: 5 Minuten | **Kochzeit**: 10 Minuten | **Benötigte Ausrüstung**: Kleiner Topf, Messer, Reibe | **Nährwertangaben**: 15 Kalorien (pro Portion), 0 g Eiweiß, 4 g Kohlenhydrate, 0 g Fett

Inhaltsstoffe

- 2 Tassen (480 ml) Wasser
- 2,5 cm (1 Zoll) frischer Ingwer, gerieben
- 1/2 Teelöffel (1 g) gemahlene Kurkuma oder 2,5 cm (1 cm) frische Kurkuma, gerieben
- Saft von 1/2 Zitrone (etwa 1 Esslöffel oder 15 ml)
- 1 Teelöffel (5 ml) Honig (wahlweise)

Anweisungen

1. Das Wasser in einem kleinen Topf zum Kochen bringen.
2. Den geriebenen Ingwer und Kurkuma hinzufügen, die Hitze reduzieren und 10 Minuten köcheln lassen.
3. Den Tee in zwei Tassen abseihen und den Zitronensaft einrühren. Falls gewünscht, Honig hinzufügen.
4. Sofort servieren und warm genießen.

Tipp des Küchenchefs

- Für zusätzlichen Geschmack streuen Sie eine Prise schwarzen Pfeffer in den Tee, um die Aufnahme von Kurkuma zu verbessern.

Hinweis zur Schilddrüsengesundheit

Ingwer und Kurkuma sind wirksame entzündungshemmende Inhaltsstoffe, während Zitrone Vitamin C zur Unterstützung des Immunsystems liefert. Dieser Tee ist eine hervorragende Möglichkeit, den Kreislauf anzukurbeln und das allgemeine Wohlbefinden zu fördern.

Minze-Gurken-Aufguss

Dieser erfrischende Aufguss kombiniert kühle Gurke und belebende Minze zu einem feuchtigkeitsspendenden Getränk, das perfekt für heiße Tage oder als leichtes Entgiftungsgetränk geeignet ist.

Dient: 4 | **Vorbereitungszeit**: 5 Minuten | **Kühlzeit**: 1 Stunde | **Benötigte Ausrüstung**: Großer Krug, Messer | **Nährwertangaben**: 5 Kalorien (pro Portion), 0 g Eiweiß, 1 g Kohlenhydrate, 0 g Fett

Inhaltsstoffe

- 1 mittelgroße Salatgurke (ca. 200 g), in dünne Scheiben geschnitten
- 1/4 Tasse (10 g) frische Minzblätter
- 1 Liter (4 Tassen) Wasser
- Saft von 1/2 Limette (etwa 1 Esslöffel oder 15 ml)

Anweisungen

1. Die Gurkenscheiben und Minzblätter in einen großen Krug geben.
2. Das Wasser und den Limettensaft dazugeben und vorsichtig umrühren.
3. Mindestens 1 Stunde lang in den Kühlschrank stellen, damit sich die Aromen entfalten können.
4. Gekühlt servieren und nach Belieben mit zusätzlichen Minzblättern garnieren.

Tipp des Küchenchefs

- Ein paar Zitronenscheiben oder eine Handvoll zerdrückter Beeren sorgen für eine fruchtige Note.
- Bewahren Sie den Aufguss gekühlt auf und verbrauchen Sie ihn innerhalb von 2 Tagen, um eine optimale Frische zu gewährleisten.

Hinweis zur Schilddrüsengesundheit

Gurke wirkt feuchtigkeitsspendend und hilft, Giftstoffe auszuspülen, während Minze die Verdauung fördert und einen erfrischenden Geschmack verleiht. Dieses Getränk ist ein einfacher, aber effektiver Weg, um hydriert und energiegeladen zu bleiben.

Entzündungshemmender Smoothie mit Ananas und Kurkuma

Dieser lebendige Smoothie enthält entzündungshemmende Zutaten wie Ananas und Kurkuma und ist damit eine köstliche und nahrhafte Wahl für jede Tageszeit.

Dient: 1 | **Vorbereitungszeit**: 5 Minuten | **Benötigte Ausrüstung**: Mixer | **Nährwertangaben**: 200 Kalorien (pro Portion), 3 g Eiweiß, 35 g Kohlenhydrate, 6 g Fett

Inhaltsstoffe

- 1 Tasse (165 g) frische oder gefrorene Ananasstücke
- 1/2 Teelöffel (1 g) gemahlener Kurkuma
- 1/2 Tasse (120 ml) ungesüßte Mandelmilch
- 1/2 Tasse (120 ml) Wasser
- 1/2 Teelöffel (1 g) geriebener frischer Ingwer
- Saft von 1/2 Orange (etwa 2 Esslöffel oder 30 ml)
- Eine Handvoll Eiswürfel (optional)

Anweisungen

1. Alle Zutaten in einen Mixer geben und pürieren, bis sie glatt sind.
2. Abschmecken und bei Bedarf mit ein wenig Honig oder Ahornsirup nachsüßen.
3. Sofort servieren, garniert mit etwas Kurkuma oder einer Orangenscheibe.

Tipp des Küchenchefs

- Für mehr Cremigkeit die Hälfte der Mandelmilch durch Kokosmilch ersetzen.

Hinweis zur Schilddrüsengesundheit

Ananas liefert Bromelain, ein Enzym mit entzündungshemmenden Eigenschaften, während Kurkuma und Ingwer die Immunfunktion unterstützen und oxidativen Stress reduzieren. Dieser Smoothie ist ein kraftvolles, schilddrüsenfreundliches Getränk.

Protein-Smoothie mit Spinat, Mandelbutter und Leinsamen

Dieser cremige, proteinreiche Smoothie ist ein perfekter Mahlzeitenersatz oder eine Option nach dem Training. Mit Spinat, Mandelbutter und Leinsamen liefert er anhaltende Energie und wichtige Nährstoffe.

Dient: 1 | **Vorbereitungszeit**: 5 Minuten | **Benötigte Ausrüstung**: Mixer | **Nährwertangaben**: 300 Kalorien (pro Portion), 15 g Eiweiß, 20 g Kohlenhydrate, 18 g Fett

Inhaltsstoffe

- 1 Tasse (30 g) frischer Blattspinat
- 1 Esslöffel (16 g) Mandelbutter
- 1 Esslöffel (10 g) gemahlene Leinsamen
- 1/2 gefrorene Banane (ca. 50 g)
- 1 Messlöffel (30 g) pflanzliches Proteinpulver auf Vanillebasis
- 1 Tasse (240 ml) ungesüßte Mandelmilch
- Eine Handvoll Eiswürfel (optional)

Anweisungen

1. Alle Zutaten in einen Mixer geben und pürieren, bis sie glatt und cremig sind.
2. Passen Sie die Konsistenz an, indem Sie bei Bedarf mehr Mandelmilch hinzufügen.
3. Sofort servieren und kalt genießen.

Tipp des Küchenchefs

- Für zusätzlichen Geschmack eine Prise Zimt oder Muskatnuss hinzufügen.

Hinweis zur Schilddrüsengesundheit

Spinat liefert Magnesium und Eisen, während Mandelbutter und Leinsamen gesunde Fette und Omega-3-Fettsäuren liefern. Kombiniert mit Proteinpulver unterstützt dieser Smoothie die Muskelreparatur und die Schilddrüsenfunktion.

Teil 4: Lebensstil-Strategien für ein erfolgreiches Leben

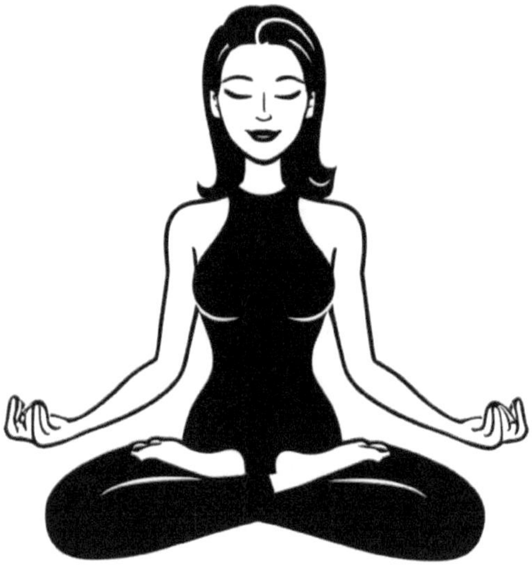

Stress und Hashimoto-Syndrom

Wie sich Stress auf Ihre Schilddrüse auswirkt

Stress ist ein unvermeidlicher Teil des Lebens, aber wenn er chronisch wird, kann er sich verheerend auf die Schilddrüse und die allgemeine Gesundheit auswirken. Bei Menschen mit Hashimoto-Syndrom verstärkt chronischer Stress Entzündungen, stört das hormonelle Gleichgewicht und verschlimmert die Symptome, so dass Stressmanagement ein Eckpfeiler der Heilung ist. Chronischer Stress wirkt sich nicht nur auf die Psyche aus - er löst eine Kettenreaktion im gesamten Körper aus, die sich direkt auf die Schilddrüsenfunktion auswirkt.

Wenn Sie unter Stress stehen, setzt Ihr Körper Cortisol frei, ein Hormon, das von den Nebennieren produziert wird. Während Cortisol in kleinen Dosen für die Bewältigung unmittelbarer Herausforderungen unverzichtbar ist, bleibt der Cortisolspiegel bei chronischem Stress erhöht, wodurch das endokrine System überfordert wird. Diese Störung kann die Produktion von Schilddrüsenhormonen unterdrücken, die Umwandlung von T4 (inaktives Hormon) in T3 (aktives Hormon) hemmen und die systemische Entzündung verstärken, was die Autoimmunaktivität verstärkt.

Je höher der Cortisolspiegel bleibt, desto ausgeprägter werden Symptome wie Müdigkeit, Konzentrationsschwierigkeiten und Gewichtszunahme. Die Forschung zeigt, dass chronischer Stress auch die Fähigkeit des Immunsystems schwächt, sich selbst zu regulieren, was die Entzündung verlängert und eine wirksame Behandlung des Hashimoto-Syndroms erschwert. So kann Stress einen Teufelskreis in Gang setzen: Eine verstärkte Entzündung verschlimmert die Symptome, was wiederum den Stress erhöht und die Schilddrüsenfunktion weiter stört.

Beispiel: Lisa, eine meiner engsten Freundinnen aus Kindertagen, eine Mutter, die einen anspruchsvollen Beruf und familiäre Verpflichtungen unter einen Hut bringt, bemerkte, dass ihre Hashimoto-Symptome während eines besonders stressigen Arbeitsprojekts außer Kontrolle gerieten. Ihre Müdigkeit nahm zu, und ihre Konzentrationsfähigkeit nahm ab. Als sie anfing, kurze Achtsamkeitsübungen und tägliche Spaziergänge in der Natur zu machen, fühlte sie sich energiegeladener und weniger überfordert und durchbrach den Stresskreislauf.

Stress wirkt sich auch auf den Schlaf, die Verdauung und die emotionale Belastbarkeit aus, weshalb es wichtig ist, auf Ihre Bedürfnisse zugeschnittene Stressbewältigungsstrategien anzuwenden.

Techniken zur Stressreduzierung

Um Stress zu bewältigen, muss man nicht gleich sein ganzes Leben umkrempeln. Kleine, bewusste Maßnahmen können den Stress erheblich reduzieren und die Gesundheit der Schilddrüse unterstützen. Hier sind einige wirksame Strategien:

Achtsamkeit und Meditation: Schon fünf bis zehn Minuten pro Tag können einen Unterschied machen. Apps wie Headspace oder Calm bieten geführte Meditationen an, aber Sie können sich auch still hinsetzen und auf Ihren Atem konzentrieren. Tiefes Atmen beruhigt das Nervensystem, senkt den Cortisolspiegel und fördert die geistige Klarheit. Fünf langsame, tiefe Atemzüge, bevor Sie eine stressige Aufgabe in Angriff nehmen, können Ihnen helfen, sie mit einer ruhigeren Einstellung anzugehen. Integrieren Sie Body-Scan-Meditationen oder progressive Muskelentspannung, um Spannungen weiter abzubauen. Diese Übungen leiten Sie dazu an, sich auf jeden Teil Ihres Körpers zu konzentrieren, was sowohl die körperliche als auch die geistige Entspannung fördert.

Entspannende körperliche Aktivitäten: Sanfte Übungen wie Yoga, Tai Chi oder gemütliche Spaziergänge in einem Park verbinden Bewegung mit Entspannung. Studien zeigen, dass Yoga den Cortisolspiegel senkt, die Flexibilität verbessert und das allgemeine Wohlbefinden steigert. Spaziergänge in der Natur, die oft als "Waldbaden" bezeichnet werden, senken nachweislich die Stresshormone und steigern das Gefühl der Ruhe. Experimentieren Sie mit Restorative Yoga, das sich auf tiefe Dehnung und Entspannung konzentriert, oder mit Tai-Chi-Bewegungen, bei denen langsame, achtsame Bewegungen im Vordergrund stehen, um Gleichgewicht und inneren Frieden zu fördern.

Tagebuch führen: Das Aufschreiben Ihrer Gedanken und Gefühle hilft Ihnen, Stressauslöser zu erkennen und Emotionen abzubauen. Versuchen Sie, ein Dankbarkeitstagebuch zu führen, indem Sie jeden Abend drei positive Dinge über Ihren Tag aufschreiben. Diese Praxis verlagert den Fokus vom Stress auf die Wertschätzung und reduziert mit der Zeit die Ängste. Nutzen Sie das Tagebuch, um tiefere emotionale Muster zu erforschen,

z. B. "Welche Situationen lösen bei mir Stress aus?" oder "Welche kleinen Erfolge habe ich heute erzielt?". Ein Tagebuch kann auch dazu beitragen, Ziele zu klären und das Gefühl der Kontrolle zu fördern.

Atemtechniken: Die Zwerchfellatmung ist ein wirkungsvolles, einfaches Mittel zum sofortigen Stressabbau. Atmen Sie vier Mal durch die Nase ein, halten Sie vier Mal inne und atmen Sie sechs Mal durch den Mund aus. Wenn Sie dies ein paar Minuten lang wiederholen, können Sie sich sofort ruhiger fühlen, selbst wenn Sie unter großem Druck stehen. Erforschen Sie Techniken wie die Wechselatmung (Nadi Shodhana), die das Nervensystem ins Gleichgewicht bringt, oder die Boxatmung (gleichmäßig einatmen-halten-ausatmen-halten), um sich besser konzentrieren und entspannen zu können.

Priorisieren Sie die Selbstfürsorge: Die Beschäftigung mit Hobbys, die Sie lieben - sei es Lesen, Gartenarbeit oder Basteln - sorgt für einen mentalen Reset. Diese Momente der Freude einzuplanen ist keine Nachsicht, sondern ein wichtiger Akt der Selbsterhaltung. Widmen Sie bestimmte "Selbstfürsorgezeiten" in Ihrem wöchentlichen Kalender und betrachten Sie sie als nicht verhandelbare Termine mit sich selbst. Nutzen Sie diese Zeit, um aufzutanken und sich wieder mit dem zu verbinden, was Sie glücklich macht.

Soziale Bindungen: Der Aufbau eines starken Unterstützungsnetzes kann die Auswirkungen von Stress abfedern. Teilen Sie Ihre Herausforderungen mit vertrauten Freunden, Familienmitgliedern oder Selbsthilfegruppen, die Ihren Weg mit dem Hashimoto-Syndrom verstehen. Bedeutsame Verbindungen fördern die Widerstandsfähigkeit und verringern das Gefühl der Isolation. Treten Sie lokalen oder Online-Gemeinschaften bei, die sich der Schilddrüsengesundheit widmen. Dort können Sie Tipps und Erfahrungen austauschen und von anderen, die ähnliche Herausforderungen zu bewältigen haben, Ermutigung erfahren.

Begrenzen Sie die Exposition gegenüber Stressauslösern: Ermitteln Sie Stressfaktoren, die Sie selbst kontrollieren können, wie z. B. einen übervollen Terminkalender oder ständige Benachrichtigungen auf Ihrem Telefon. Setzen Sie Grenzen und legen Sie klare Grenzen fest, um Ihr geistiges Wohlbefinden zu schützen. Führen Sie eine "digitale Entgiftung" durch, indem Sie Benachrichtigungen während der Mahlzeiten oder in bestimmten Entspannungsphasen abschalten. Die Einrichtung einer technologiefreien Zone in Ihrem Zuhause kann ebenfalls zu einer beruhigenden Umgebung beitragen.

Wenn Sie diese Techniken in Ihr tägliches Leben integrieren, können Sie einen nachhaltigen Rahmen für die Stressbewältigung und die Verbesserung Ihrer Schilddrüsengesundheit schaffen. Aus meiner eigenen Erfahrung und aus unzähligen Gesprächen mit anderen, die sich mit dem Hashimoto-Syndrom auseinandersetzen, habe ich gelernt, dass Beständigkeit der Schlüssel ist - kleine tägliche Anstrengungen summieren sich im Laufe der Zeit und führen zu erheblichen Verbesserungen. Stress ist ein unvermeidlicher Teil des Lebens, aber die Art und Weise, wie Sie darauf reagieren, kann den entscheidenden Unterschied auf Ihrem Weg zur Heilung ausmachen. Ich bin sicher, dass die hier vorgestellten Strategien Ihnen helfen werden, die Kontrolle zu übernehmen und ein Gefühl der Ruhe zu finden. Und für diejenigen, die tiefer eintauchen möchten, bietet der Bonusabschnitt am Ende dieses Buches zusätzliche Ressourcen und Einblicke in fortgeschrittene Stressbewältigungsstrategien, die auf Ihren individuellen Weg zum Wohlbefinden zugeschnitten sind.

Schlaf und Erholung

Die Rolle der Ruhe bei der Heilung

Schlaf ist die Grundlage für die Gesundheit, insbesondere für Menschen mit Hashimoto-Syndrom. Während des Schlafs repariert der Körper das Gewebe, reguliert die Hormone und stärkt das Immunsystem - alles wichtige Faktoren für den Umgang mit Autoimmunerkrankungen. Leider haben viele Menschen mit Hashimoto-Syndrom mit Schlafstörungen zu kämpfen, was ihre Symptome weiter verschlimmert.

Schlafentzug stört das hormonelle Gleichgewicht, was zu einem erhöhten Cortisolspiegel, einer verringerten Energieproduktion und einer verstärkten systemischen Entzündung führt. Diese physiologischen Veränderungen verstärken Symptome wie Müdigkeit, Hirnnebel und Schwierigkeiten, ein gesundes Gewicht zu halten. Forschungsergebnisse zeigen, dass Menschen, die weniger als sechs Stunden pro Nacht schlafen ( ), signifikant schlechtere Hashimoto-Symptome aufweisen als Menschen, die durchgehend sieben bis neun Stunden Schlaf bekommen.

Schlechter Schlaf wirkt sich auch auf das emotionale Wohlbefinden aus und erhöht die Anfälligkeit für Angstzustände und Depressionen. Im Laufe der Zeit entsteht so ein Kreislauf, in dem schlechter Schlaf die Symptome verschlimmert und durch die sich verschlimmernden Symptome ein erholsamer Schlaf immer schwieriger zu erreichen ist. Dies ist ein frustrierender Kreislauf, gegen den sich viele Menschen machtlos fühlen, aber es ist wichtig, sich daran zu erinnern, dass selbst kleine Veränderungen einen großen Unterschied machen können. Qualitativ hochwertiger Schlaf ist einer der wirkungsvollsten Schritte, die Sie unternehmen können, um Ihre Schilddrüsengesundheit und allgemeine Vitalität zu unterstützen.

Warum Schlaf bei Hashimoto kritisch ist

Wenn Sie schlafen, laufen im Körper zahlreiche Prozesse ab, die die Gesundheit der Schilddrüse und die Funktion des Immunsystems direkt unterstützen. Während des Tiefschlafs senkt der Körper den Cortisolspiegel, was dazu beiträgt, systemische Entzündungen zu verringern - eine der Hauptursachen für die Symptome des Hashimoto-Syndroms. Außerdem fördert der Schlaf die Ausschüttung von Wachstumshormonen, die für die Gewebereparatur und die Zellregeneration wichtig sind - beides entscheidende Faktoren für die Heilung der Schilddrüse.

Schlaf fördert auch die Gesundheit des Gehirns und verbessert die kognitive Funktion und die Gedächtniskonsolidierung. Dies ist besonders wichtig für Menschen mit Hashimoto-Syndrom, die häufig unter Hirnnebel und Konzentrationsschwierigkeiten leiden. Ohne ausreichende Ruhe wird die Fähigkeit des Gehirns, Informationen zu verarbeiten und Emotionen zu regulieren, beeinträchtigt, was die Anfälligkeit für Ängste und Depressionen erhöht. Ein ausgeruhter Geist ist besser in der Lage, die Herausforderungen einer chronischen Erkrankung wie dem Hashimoto-Syndrom zu bewältigen.

Tipps für eine bessere Schlafhygiene

Um den Schlaf zu verbessern, bedarf es keiner drastischen Veränderungen. Kleine Anpassungen an Ihre Routine und Schlafumgebung können einen großen Unterschied machen. Im Folgenden finden Sie einige Strategien, die Ihnen helfen, eine Umgebung und Routine zu schaffen, die einen erholsamen Schlaf begünstigt:

Schaffen Sie eine Routine vor dem Schlafengehen: Ein beruhigendes Ritual vor dem Schlafengehen hilft Ihrem Körper zu signalisieren, dass es Zeit ist, sich zu entspannen. Dazu können leichte Dehnübungen, Tagebuchschreiben oder das Hören von beruhigender Musik gehören. Vermeiden Sie mindestens eine Stunde vor dem Schlafengehen Bildschirme, denn das blaue Licht von Geräten stört die Melatoninproduktion, das Hormon, das für die Regulierung des Schlafs verantwortlich ist. Mark, ein Lehrer, der mit dem Hashimoto-Syndrom zu kämpfen hat, ersetzte beispielsweise die abendliche Bildschirmarbeit durch das Lesen eines physischen Buches und stellte eine deutliche Verbesserung seiner Schlafqualität fest. Zusätzliche Achtsamkeitspraktiken wie tiefe Atemübungen oder eine kurze Meditation können Geist und Körper weiter entspannen und die Voraussetzungen für einen erholsamen Schlaf schaffen.

Optimieren Sie Ihre Schlafumgebung: Verwandeln Sie Ihr Schlafzimmer in einen wahren Zufluchtsort für den Schlaf. Verdunkelungsvorhänge können störendes Licht abhalten, während eine kühle Raumtemperatur von 60-67°F tiefere Schlafzyklen fördert. Eine stützende Matratze und Kissen, die auf Ihre Komfortvorlieben zugeschnitten sind, können körperliche Verspannungen reduzieren und Ihnen helfen, schneller einzuschlafen und länger zu schlafen. Wenn Sie die Atmosphäre mit beruhigenden Elementen wie ätherischen Lavendelölen, weißem Rauschen oder weicher, atmungsaktiver Bettwäsche aufwerten, können Sie einen Kokon der Entspannung schaffen.

Natürliche Ergänzungsmittel in Betracht ziehen: Bestimmte Nahrungsergänzungsmittel können zur Verbesserung der Schlafqualität beitragen, doch sollten Sie unbedingt einen Arzt konsultieren, bevor Sie etwas Neues einnehmen. Magnesium, das oft als "Entspannungsmittel der Natur" bezeichnet wird, kann Muskelverspannungen lindern und Ruhe fördern. Melatonin kann beim Einschlafen helfen, sollte aber sparsam verwendet werden, um eine Abhängigkeit zu vermeiden. Kräutertees, wie z. B. Kamille oder Baldrianwurzel, können Teil eines beruhigenden nächtlichen Rituals sein, das dem Körper sanft signalisiert, dass es Zeit ist, zur Ruhe zu kommen.

Halten Sie einen Zeitplan ein: Beständigkeit ist eine der wirksamsten Methoden, um den Schlaf zu verbessern. Jeden Tag zur gleichen Zeit ins Bett zu gehen und aufzuwachen - auch am Wochenende - stärkt die innere Uhr des Körpers, so dass man leichter einschlafen und erfrischt aufwachen kann. Sarah, eine vielbeschäftigte Berufstätige, hatte Erfolg, indem sie sich um 21:30 Uhr einen "Abschaltalarm" stellte, der sie daran erinnerte, das Licht zu dimmen, Kamillentee zu trinken und ein Tagebuch zu führen. Mit der Zeit wurde diese Routine zur zweiten Natur, und ihre Schlafqualität verbesserte sich dramatisch.

Stimulanzien einschränken: Koffein, Alkohol und schwere Mahlzeiten am Abend können die Fähigkeit Ihres Körpers, zur Ruhe zu kommen, beeinträchtigen. Entscheiden Sie sich stattdessen für leichte Snacks wie eine Banane oder eine Handvoll Nüsse, die Nährstoffe wie Magnesium und Tryptophan liefern, die Entspannung und Schlaf fördern. Das Trinken eines warmen, koffeinfreien Kräutertees kann Ihrem Körper ebenfalls signalisieren, dass die Schlafenszeit naht.

Bewegen Sie sich auch tagsüber: Leichte körperliche Aktivität am Tag kann einen besseren Schlaf in der Nacht fördern. Aktivitäten wie Spazierengehen, Yoga oder Tai Chi bauen Stress ab und bereiten Ihren Körper auf die Nachtruhe vor. Vermeiden Sie jedoch anstrengende Übungen kurz vor dem Schlafengehen, da sie den Cortisolspiegel erhöhen und die Entspannung erschweren können.

Schaffung eines nachhaltigen Rahmens für den Schlaf

Bei der Verbesserung des Schlafs geht es nicht nur darum, was in der Nacht passiert, sondern auch darum, die Voraussetzungen für den ganzen Tag zu schaffen. Von der Einführung beruhigender Routinen bis hin zur Optimierung Ihrer Schlafumgebung - diese Strategien bilden die Grundlage für eine hochwertige Erholung. Denken Sie daran, dass Schlaf und Stressbewältigung Hand in Hand gehen: Besserer Schlaf baut Stress ab, und Stressbewältigung fördert einen erholsameren Schlaf.

Ich weiß aus eigener Erfahrung und aus der Zusammenarbeit mit anderen, dass die Verbesserung des Schlafs Zeit und Ausdauer erfordert, aber die Belohnung ist es wert. Erholsamer Schlaf liefert die Energie, die geistige Klarheit und die emotionale Belastbarkeit, die man braucht, um die Herausforderungen des Hashimoto-Syndroms zu bewältigen. Weitere Tipps und fortgeschrittene Strategien finden Sie im Bonuskapitel am Ende dieses Buches. Dort habe ich Hilfsmittel und Ressourcen zusammengestellt, die Ihnen helfen, Ihren Ansatz für Schlaf und Erholung weiter zu verfeinern. Zusammen können diese kleinen, aber wirkungsvollen Veränderungen Ihnen helfen, Ihre Gesundheit und Vitalität wiederzuerlangen.

Bewegung für Energie

Das richtige Training bei Hashimoto's

Bewegung ist ein wirksames Mittel zur Unterstützung der allgemeinen Gesundheit und zur Bewältigung des Hashimoto-Syndroms, aber nicht jedes Training ist gleich. Für Menschen mit Hashimoto ist es wichtig, die richtige Art von Bewegung zu wählen, um Überanstrengung zu vermeiden und das Energieniveau zu steigern. Mit Bedacht durchgeführt, kann Bewegung helfen, den Hormonhaushalt zu regulieren, Entzündungen zu verringern und die allgemeine Vitalität zu verbessern.

Gering belastende Übungen wie Gehen, Yoga und Stretching sind ideal für Menschen mit begrenzter Energie. Diese Aktivitäten fördern die Durchblutung, reduzieren Stress und verbessern die Flexibilität, ohne den Körper übermäßig zu belasten. Sarah, eine berufstätige Frau mit Hashimoto-Syndrom, stellte beispielsweise fest, dass ein abendlicher 20-minütiger Spaziergang nicht nur ihre Stimmung verbesserte, sondern auch ihre Müdigkeit mit der Zeit verringerte. Die Forschung unterstützt diese Beobachtungen und zeigt, dass Yoga den Cortisolspiegel um bis zu 25 % senken kann und gleichzeitig die allgemeine Flexibilität verbessert und Entzündungen reduziert. Selbst ein kurzer täglicher Spaziergang kann die kardiovaskuläre Gesundheit fördern, die Stimmung verbessern und systemische Entzündungen verringern, so dass er für die meisten Menschen eine zugängliche und wirksame Option darstellt.

Zusätzlich zu Aktivitäten mit geringer Belastung ist es wichtig, ein leichtes Widerstandstraining in Ihr Programm einzubauen. Widerstandsübungen, z. B. mit dem eigenen Körpergewicht oder mit leichten Hanteln, tragen zum Erhalt der Muskelmasse bei, unterstützen die Knochendichte und verbessern den Stoffwechsel. Untersuchungen haben ergeben, dass bereits 15 Minuten leichtes Widerstandstraining zweimal pro Woche die Muskelkraft und den Stoffwechsel deutlich verbessern können, ohne dass es zu Überanstrengung kommt. Einfache Bewegungen wie Kniebeugen, Ausfallschritte oder Liegestütze, die zwei- bis dreimal pro Woche ausgeführt werden, können zum Aufbau von Kraft und Widerstandsfähigkeit beitragen und sicherstellen, dass Ihr Körper bei der Bewältigung des Hashimoto-Syndroms unterstützt wird.

Selbst an Tagen, an denen das Energieniveau besonders niedrig ist, können kurze Bewegungseinheiten einen bedeutenden Unterschied machen. Fünf Minuten Stretching oder ein paar erholsame Yogastellungen können die Beweglichkeit verbessern, Verspannungen lösen und die Entspannung fördern. Das Wichtigste ist, dass Sie auf Ihren Körper hören und Ihre Routine an Ihr aktuelles Energieniveau anpassen. Bewegung muss nicht anstrengend sein, um nützlich zu sein; jeder kleine Schritt trägt zur allgemeinen Gesundheit und Erholung bei.

Auf den Körper hören: Wie man Überanstrengung vermeidet

Bewegung ist nützlich, aber Überanstrengung kann auch nach hinten losgehen, insbesondere bei Menschen mit Hashimoto-Syndrom. Die Anzeichen einer Überanstrengung zu erkennen und Aktivität und Erholung in Einklang zu bringen, ist wichtig, um die Gesundheit langfristig zu erhalten und unnötige Rückschläge zu vermeiden.

Anhaltender Muskelkater, übermäßige Müdigkeit nach dem Training und Schwierigkeiten, sich zwischen den Trainingseinheiten zu erholen, sind häufige Anzeichen dafür, dass Sie sich zu sehr anstrengen. Mark, ein begeisterter Läufer, stellte beispielsweise fest, dass er nach seinen intensiven Trainingseinheiten tagelang erschöpft war, was es ihm erschwerte, sein Programm beizubehalten. Durch die Umstellung auf auf kürzere Einheiten mit geringerer Intensität konnte er sein Energieniveau wieder aufbauen und gleichzeitig seine Fitness aufrechterhalten. Dies unterstreicht, wie wichtig es ist, sich ein gewisses Maß an Zeit zu nehmen und seine Routine an die aktuellen Bedürfnisse des Körpers anzupassen.

Das Gleichgewicht zwischen Training und Erholung erfordert einen schrittweisen und geduldigen Ansatz. Beginnen Sie mit kurzen, wenig intensiven Einheiten und steigern Sie die Dauer oder Intensität, wenn sich Ihre Ausdauer verbessert. Beginnen Sie zum Beispiel mit 10-minütigen Spaziergängen und steigern Sie diese über mehrere Wochen auf 20 oder 30 Minuten. Langsame Fortschritte sorgen dafür, dass sich Ihr Körper anpassen kann, ohne überfordert zu werden, und verringern das Risiko eines Burn-outs.

Ebenso wichtig ist es, Ruhetage in Ihren Tagesablauf einzubauen. An diesen Tagen hat Ihr Körper Zeit, sich zu erholen und die Energiespeicher wieder aufzufüllen, was besonders wichtig für die Behandlung des Hashimoto-

Syndroms ist. Ruhetage bedeuten nicht, dass Sie völlig untätig sein müssen - Aktivitäten wie erholsames Yoga, sanftes Dehnen oder sogar langsame Spaziergänge können Sie aktiv halten und gleichzeitig die Regeneration fördern. Indem Sie Ihrem Körper die Zeit geben, die er braucht, um sich zu erholen, bauen Sie eine nachhaltige Routine auf, die Ihre Gesundheit langfristig unterstützt.

Erstellen einer Übungsroutine, die für Sie funktioniert

Die Entwicklung eines auf Ihre Bedürfnisse und Ihr Energieniveau zugeschnittenen Sportprogramms ist der Schlüssel zur Maximierung der Vorteile von Bewegung bei der Behandlung des Hashimoto-Syndroms. Hier finden Sie einige praktische Strategien für ein ausgewogenes Trainingsprogramm:

1. **Setzen Sie sich realistische Ziele:** Beginnen Sie mit kleinen, erreichbaren Zielen, wie z. B. 10 Minuten pro Tag zu laufen oder eine Yoga-Sitzung pro Woche einzuplanen. Feiern Sie diese Meilensteine, um Vertrauen und Motivation aufzubauen.
2. **Mischen Sie es auf:** Abwechslung in Ihrem Trainingsprogramm sorgt für Abwechslung und trägt dazu bei, verschiedene Aspekte der Gesundheit zu fördern. Kombinieren Sie leichtes Ausdauertraining mit leichtem Widerstandstraining und Dehnübungen, um ein abgerundetes Programm zu erhalten.
3. **Verfolgen Sie Ihren Fortschritt:** Das Führen eines Tagebuchs oder die Verwendung einer App zur Aufzeichnung Ihrer Trainingseinheiten kann Ihnen helfen, Ihr Energieniveau zu überwachen und Muster zu erkennen. Diese Informationen sind von unschätzbarem Wert für die Anpassung Ihrer Routine an Ihre Bedürfnisse.
4. **Priorisieren Sie die Erholung:** Hören Sie auf Ihren Körper und zögern Sie nicht, bei Bedarf zusätzliche Ruhetage einzulegen. Die Erholung ist für den Aufbau von Kraft und Widerstandsfähigkeit ebenso wichtig wie das Training selbst.
5. **Suchen Sie Unterstützung:** Nehmen Sie an einem Kurs teil, engagieren Sie einen Trainer, der sich mit Autoimmunerkrankungen auskennt, oder schließen Sie sich einer unterstützenden Gemeinschaft an, um motiviert zu bleiben und Verantwortung zu übernehmen.

Bewegung ist, wenn sie mit Bedacht betrieben wird, ein starker Verbündeter bei der Behandlung des Hashimoto-Syndroms. Sie hilft, Hormone zu regulieren, Entzündungen zu reduzieren und das allgemeine Energieniveau zu verbessern. Durch die Auswahl von Aktivitäten, die auf die Bedürfnisse Ihres Körpers abgestimmt sind, und durch die Einbeziehung von Ruhe- und Erholungsphasen können Sie ein nachhaltiges Bewegungsprogramm entwickeln, das sowohl Ihr körperliches als auch Ihr emotionales Wohlbefinden fördert. Denken Sie daran, dass es beim Fortschritt nicht um Perfektion geht, sondern darum, dass Sie sich immer wieder auf eine Art und Weise bewegen, die Ihnen gut tut und die Heilung fördert. Weitere Tipps und Ressourcen zur Erstellung eines individuellen Trainingsplans finden Sie im Bonuskapitel am Ende dieses Buches, wo Sie Hilfsmittel und Strategien finden, um Ihren Ansatz weiter zu verfeinern.

Entgiften Sie Ihre Umwelt

Verringerung der Exposition gegenüber Giftstoffen

Umweltgifte können die Schilddrüsenfunktion beeinträchtigen und die Autoimmunaktivität verschlimmern. Die Verringerung der Exposition gegenüber diesen Schadstoffen ist ein wichtiger Schritt zur Behandlung des Hashimoto-Syndroms und zur Förderung der allgemeinen Gesundheit. Es ist zwar unmöglich, Giftstoffe vollständig aus Ihrer Umwelt zu entfernen, aber kleine, bewusste Veränderungen können im Laufe der Zeit eine erhebliche Wirkung erzielen.

Zu den häufigen Toxinen, die die Gesundheit der Schilddrüse beeinträchtigen, gehören Pestizide, Schwermetalle wie Quecksilber und Blei sowie in Kunststoffen enthaltene Chemikalien, wie z. B. BPA. Nach Angaben der Environmental Working Group (EWG) wurde die BPA-Belastung mit Störungen der endokrinen Funktion, einschließlich der Schilddrüsenhormonregulation, in Verbindung gebracht. Um die Belastung zu verringern, sollten Sie zunächst praktische Änderungen in Ihrem Alltag vornehmen. So kann beispielsweise der Wechsel von Lebensmittelbehältern aus Plastik zu Glas oder Edelstahl verhindern, dass schädliche Chemikalien in Ihre Mahlzeiten übergehen. Die Wahl von Bioprodukten, wann immer möglich, kann ebenfalls dazu beitragen, die Aufnahme von Pestiziden zu minimieren. Wenn es nicht möglich ist, ausschließlich Bio-Produkte zu kaufen, sollten Sie sich auf die "Dirty Dozen"-Liste der EWG mit dem am stärksten pestizidbelasteten Obst und Gemüse konzentrieren.

Synthetische Duftstoffe und scharfe Reinigungsmittel sind eine weitere häufige Quelle für Giftstoffe. Viele Lufterfrischer, Kerzen und Haushaltsreiniger enthalten endokrin wirksame Chemikalien, die die Gesundheit der Schilddrüse beeinträchtigen können. Wenn Sie diese Produkte durch natürliche Alternativen ersetzen, können Sie eine sicherere Umgebung schaffen. Die Verwendung eines Diffusors für ätherische Öle anstelle von chemikalienbelasteten Lufterfrischern half Emily, einer Mutter mit Hashimoto, die Belastung ihrer Familie durch schädliche Substanzen deutlich zu reduzieren und gleichzeitig ein angenehmes und einladendes Zuhause zu erhalten. Auch der Umstieg auf unparfümierte, natürliche Waschmittel und Haushaltsreiniger, z. B. auf der Basis von Essig und Backpulver, kann die Schadstoffbelastung drastisch senken. Diese einfachen, kostengünstigen Lösungen sind sowohl sicherer als auch umweltfreundlicher.

Das Filtern Ihres Wassers ist ein weiterer einfacher, aber wirksamer Schritt, um die Belastung durch Schadstoffe zu verringern. Ungefiltertes Wasser kann Chlor, Schwermetalle und andere Verunreinigungen enthalten, die mit der Zeit zu Schilddrüsenfehlfunktionen führen können. Einem Bericht der CDC zufolge kann eine regelmäßige Belastung mit diesen Schadstoffen die Schilddrüse und das gesamte Hormonsystem belasten. Die Installation eines hochwertigen Wasserfilters, sei es für Ihren Wasserhahn oder ein System für das ganze Haus, kann Chlor, Blei und andere Schadstoffe entfernen und sauberes Wasser zum Trinken, Kochen und Baden liefern. Diese einfache Änderung unterstützt nicht nur die Gesundheit der Schilddrüse, sondern fördert auch das allgemeine Wohlbefinden.

Die Wahl sauberer Produkte

Die Umstellung auf saubere, ungiftige Produkte ist eine der wirksamsten Methoden, um die Belastung durch Schadstoffe zu verringern und Ihre Schilddrüse zu schützen. Beginnen Sie damit, die Produkte zu überprüfen, die Sie in Ihrem Haushalt und bei der Körperpflege verwenden. Für die Haushaltsreinigung sind natürliche Alternativen wie Castileseife, Essig und Backpulver nicht nur wirksam, sondern auch sicher für Ihre Familie und die Umwelt. Lisa zum Beispiel, die sich Sorgen um die Chemikalienbelastung ihrer Kinder machte ( ), begann mit der Reinigung von Oberflächen mit kieselsäurehaltiger Seife und fand die Gewissheit, dass sie eine gesündere Umgebung zu Hause schuf.

Achten Sie bei der Körperpflege auf Kosmetik- und Hautpflegeprodukte, die frei von Parabenen, Phthalaten, Sulfaten und synthetischen Duftstoffen sind. Viele Clean-Beauty-Marken legen inzwischen großen Wert auf Transparenz, so dass es einfacher ist, sichere Alternativen zu finden. Der Umstieg auf ein natürliches Deodorant oder ein Shampoo ohne Sulfate ist eine kleine Veränderung, die Ihre Exposition gegenüber potenziell schädlichen Chemikalien mit der Zeit verringern kann. Achten Sie auf Zertifizierungen wie "EWG Verified" oder "USDA Organic", um sicherzustellen, dass Sie Produkte mit sauberen Inhaltsstoffen wählen.

Das Filtern Ihres Wassers sollte ebenfalls Priorität haben. Denken Sie nicht nur an das Trinkwasser, sondern auch daran, wie sich das Wasser, mit dem Sie baden und kochen, auf Ihren Körper auswirkt. Die Installation eines Filtersystems für das ganze Haus oder sogar eines einfachen Duschfilters kann die Belastung durch Chlor, Schwermetalle und andere Verunreinigungen verringern und so eine sauberere Umgebung für Haut und Haare schaffen und gleichzeitig die innere Gesundheit unterstützen.

Einfache Schritte zur Entgiftung Ihrer Umwelt

Die Entgiftung Ihrer Umwelt erfordert keine drastischen Veränderungen. Konzentrieren Sie sich stattdessen auf kleine, konsequente Maßnahmen, die sich mit der Zeit verstärken. Hier sind einige umsetzbare Schritte, die Sie unternehmen können:

1. **Reduzieren Sie die Verwendung von Plastik:** Entscheiden Sie sich für Glas- oder Edelstahlbehälter zur Aufbewahrung von Lebensmitteln und Wasser. Vermeiden Sie es, Lebensmittel in Plastikbehältern in der Mikrowelle zu erhitzen, um das Auslaugen von Chemikalien zu verhindern.
2. **Wählen Sie wenn möglich Bio:** Bevorzugen Sie biologische Produkte, Milchprodukte und Fleisch, um die Belastung durch Pestizide und Hormone zu minimieren. Verwenden Sie die Listen "Clean Fifteen" und "Dirty Dozen" der EWG als Leitfaden für die Budgetierung von Bio-Einkäufen.
3. **Wechseln Sie zu natürlichen Reinigungsmitteln:** Ersetzen Sie herkömmliche Reinigungsmittel durch natürliche Alternativen wie Essig, Backpulver und Rizinusseife. Auch Sprays auf Basis ätherischer Öle können Ihren Raum auffrischen, ohne dass synthetische Chemikalien zum Einsatz kommen.

4. **Verzichten Sie auf synthetische Duftstoffe:** Verzichten Sie auf Lufterfrischer, Kerzen und Parfüms mit synthetischen Duftstoffen. Verwenden Sie ätherische Öle in einem Diffusor für eine gesündere und ebenso angenehme Alternative.
5. **Filtern Sie Ihr Wasser:** Investieren Sie in ein hochwertiges Wasserfiltersystem zum Trinken und Kochen, und ziehen Sie einen Duschfilter in Betracht, um die Belastung durch Chlor und andere Chemikalien zu verringern.
6. **Achten Sie auf die Körperpflege:** Wählen Sie Shampoos, Deodorants und Hautpflegeprodukte, die frei von schädlichen Zusatzstoffen wie Parabenen, Phthalaten und Sulfaten sind. Beginnen Sie damit, ein Produkt nach dem anderen zu ersetzen, um die Umstellung überschaubar zu machen.

Die Entgiftung Ihrer Umwelt ist eine Reise, kein einmaliges Ereignis. Indem Sie sich bewusst für die Produkte entscheiden, die Sie verwenden, und für die Stoffe, die Sie in Ihr Haus lassen, können Sie Ihre toxische Belastung erheblich reduzieren und die Gesundheit Ihrer Schilddrüse unterstützen. Ich habe aus erster Hand erfahren, wie diese Veränderungen, auch wenn sie anfangs nur geringfügig sind, im Laufe der Zeit zu tiefgreifenden Verbesserungen führen können. Denken Sie daran: Es geht nicht um Perfektion, sondern um Fortschritt. Für diejenigen, die dieses Thema weiter vertiefen möchten, bietet der Bonusabschnitt am Ende dieses Buches detaillierte Ressourcen und Hilfsmittel, die Ihnen helfen, ein saubereres, gesünderes Lebensumfeld zu schaffen. Zusammen mit anderen Lebensstil-Strategien werden diese Bemühungen Sie befähigen, Ihre Gesundheit zurückzuerobern und erfolgreich zu sein.

Teil 5: Ressourcen und Werkzeuge

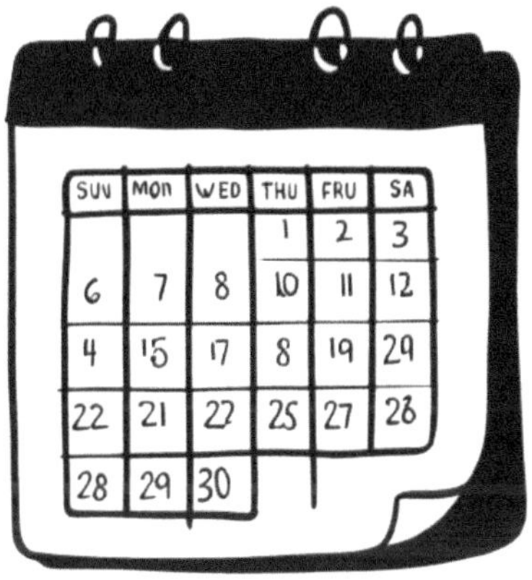

28 Wöchentliche Essenspläne | Einkaufslisten

Herzlichen Glückwunsch zum ersten Schritt auf dem Weg zu Ihrer Gesundheit und zu einem Lebensstil, der Ihr Wohlbefinden fördert! In diesem Kapitel finden Sie einen sorgfältig ausgearbeiteten 28-Tage-Essensplan, der Ihnen den Weg zu einer ausgewogenen Ernährung und zum Umgang mit dem Hashimoto-Syndrom erleichtern soll. Egal, ob Sie neu in der Essensplanung sind oder einen strukturierten Leitfaden suchen, dieser Plan ist der perfekte Ausgangspunkt.

Warum dieser Mahlzeitenplan?

Der hier enthaltene 28-Tage-Essensplan ist ein Hilfsmittel, das Ihnen hilft, Ihre Ernährungsumstellung mit Leichtigkeit zu beginnen. Bei der Erstellung des Plans wurde sorgfältig darauf geachtet, dass die Makronährstoffe ausgewogen und abwechslungsreich sind und die köstlichen Rezepte aus diesem Buch enthalten sind. Jede Mahlzeit wurde so ausgewählt, dass sie Ihren Körper nährt, Ihre Schilddrüsengesundheit unterstützt und Entzündungen reduziert - und das alles, während Ihre Geschmacksnerven zufrieden sind.

Befähigung zur Erstellung Ihres eigenen Plans

Dieser Ernährungsplan bietet zwar eine fertige Lösung, aber mein oberstes Ziel ist es, Sie zu befähigen. Die Lerninhalte in diesem Buch geben Ihnen die Werkzeuge und das Wissen an die Hand, um Ihre eigenen Mahlzeitenpläne zu erstellen, die auf Ihre Vorlieben, Ernährungsbedürfnisse und Ihren Lebensstil zugeschnitten sind. Sie werden lernen, wie Sie Ihre Mahlzeiten ausgewogen gestalten, schilddrüsenfördernde Zutaten auswählen und Ihren Plan an Ihre individuelle Reise anpassen können.

Zugriff auf Speisepläne und Einkaufslisten zum Ausdrucken

Um Ihre Erfahrung noch bequemer zu machen, finden Sie in diesem Buch Bonusmaterial. Über den angegebenen Link haben Sie Zugang zu einer ausdruckbaren Version des 28-Tage-Essensplans und der Einkaufslisten, die Sie an Ihrem Kühlschrank anbringen oder auf Ihren Einkaufstouren mitnehmen können. Darüber hinaus gibt es exklusive Inhalte und Ressourcen, die Sie auf Ihrem Weg weiter unterstützen, und die Sie über den QR-Code oder den Link entdecken können.

Sie sind auf dem Weg!

Wenn Sie diesen Plan befolgen, nehmen Sie nicht nur eine neue Art der Ernährung an, sondern auch einen Lebensstil, bei dem Ihre Gesundheit und Vitalität im Vordergrund stehen. Seien Sie stolz auf die Anstrengungen, die Sie unternommen haben, um für sich selbst zu sorgen. Denken Sie daran, dass sich jede kleine Entscheidung zu einer großen Wirkung auf Ihr Wohlbefinden summiert.

Lassen Sie uns jetzt in Ihren Speiseplan eintauchen und diese Reise gemeinsam beginnen. Auf ein gesundes, blühendes Leben!

1 Wöchentlicher Essensplan

	FRÜHSTÜCK	MITTAGESSEN	ABENDESSEN
MO	GRÜNER SMOOTHIE MIT GRÜNKOHL, AVOCADO UND LEINSAMEN.	QUINOA-SCHÜSSEL MIT GEGRILLTEM LACHS	SÜSSKARTOFFEL-LINSEN-AUFLAUF
DI	TROPISCHER SMOOTHIE AUS ANANAS, INGWER UND KOKOSMILCH	ROTE LINSEN-CURRY-SUPPE MIT KOKOSMILCH	KRÄUTERHÄHNCHEN UND SÜSSKARTOFFELN
MI	PROTEIN-SMOOTHIE MIT MANDELMUS UND HEIDELBEEREN	SAISONALE GEMÜSE-MINESTRONE MIT BRÜHE AUS KNOCHEN	MAROKKANISCHES KICHERERBSEN-TAJINE MIT APRIKOSEN UND MANDELN.
DO	MANDELMEHL-PFANNKUCHEN MIT ECHTEM AHORNSIRUP	GEBRATENER HÜHNERSALAT MIT AVOCADO UND SONNENBLUMENKERNEN	ZUCCHINI-LASAGNE MIT PUTENFLEISCH UND SPINAT
FR	KOKOSMEHLWAFFELN MIT FRISCHEN BEEREN	VEGETARISCHE BUDDHA BOWL MIT GEWÜRZTEN KICHERERBSEN UND HUMMUS.	KNOBLAUCHBUTTE RGARNELEN AUF ZUCCHININUDELN
SA	HAFERFLOCKEN-SCHÜSSEL MIT CHIASAMEN UND ZIMT	LANGSAM GEGARTER RINDERSCHMORBRATEN MIT WURZELGEMÜSE.	LANGSAM GEGARTER RINDERSCHMORBRATEN MIT WURZELGEMÜSE.
SO	FRITTATA MIT SPINAT, AVOCADO UND GETROCKNETEN TOMATEN	GEBACKENER HÜHNER- UND GEMÜSEEINTOPF	INDISCH GEWÜRZTES LINSEN-DHAL MIT KOKOSREIS.

2 Wöchentlicher Essensplan

	FRÜHSTÜCK	MITTAGESSEN	ABENDESSEN
MO	RÜHREI MIT PILZEN UND KARAMELLISIERTEN ZWIEBELN	SHRIMPS SCAMPI MIT SPAGHETTI-KÜRBIS	AUBERGINEN-KICHERERBSEN-EINTOPF MIT TOMATEN UND GEWÜRZEN.
DI	SÜSSKARTOFFEL-TOAST MIT HUMMUS UND AVOCADO	QUINOA-SCHÜSSEL MIT GEGRILLTEM LACHS	GRÜNES THAI-CURRY MIT GEMÜSE UND KOKOSNUSSMILCH
MI	GRÜNER SMOOTHIE MIT GRÜNKOHL, AVOCADO UND LEINSAMEN.	LINSEN-SÜSSKARTOFFEL-PASTETCHEN	ZITRONENGEBACKENER LACHS MIT BROKKOLI UND BLUMENKOHL.
DO	TROPISCHER SMOOTHIE AUS ANANAS, INGWER UND KOKOSMILCH	GEBRATENER HÜHNERSALAT MIT AVOCADO UND SONNENBLUMENKERNEN	PILZ-SPINAT-RISOTTO (OHNE MILCH)
FR	PROTEIN-SMOOTHIE MIT MANDELMUS UND HEIDELBEEREN	KNOBLAUCHBUTTE RGARNELEN AUF ZUCCHININUDELN	MAROKKANISCHES KICHERERBSEN-TAJINE MIT APRIKOSEN UND MANDELN.
SA	MANDELMEHL-PFANNKUCHEN MIT ECHTEM AHORNSIRUP	SAISONALE GEMÜSE-MINESTRONE MIT BRÜHE AUS KNOCHEN	KRÄUTERHÄHNCHEN UND SÜSSKARTOFFELN
SO	KOKOSMEHLWAFFELN MIT FRISCHEN BEEREN	GEBACKENER HÜHNER- UND GEMÜSEEINTOPF	KNOBLAUCHGARNELEN IM SPANISCHEN STIL (GAMBAS AL AJILLO)

3 Wöchentlicher Essensplan

	FRÜHSTÜCK	MITTAGESSEN	ABENDESSEN
MO	HAFERFLOCKEN-SCHÜSSEL MIT CHIASAMEN UND ZIMT	ROTE LINSEN-CURRY-SUPPE MIT KOKOSMILCH	SÜSSKARTOFFEL-LINSEN-AUFLAUF
DI	FRITTATA MIT SPINAT, AVOCADO UND GETROCKNETEN TOMATEN	QUINOA-SCHÜSSEL MIT GEGRILLTEM LACHS	SHRIMPS SCAMPI MIT SPAGHETTI-KÜRBIS
MI	RÜHREI MIT PILZEN UND KARAMELLISIERTEN ZWIEBELN	VEGETARISCHE BUDDHA BOWL MIT GEWÜRZTEN KICHERERBSEN UND HUMMUS.	GRÜNES THAI-CURRY MIT GEMÜSE UND KOKOSNUSSMILCH
DO	SÜSSKARTOFFEL-TOAST MIT HUMMUS UND AVOCADO	LINSEN-SÜSSKARTOFFEL-PASTETCHEN	ZUCCHINI-LASAGNE MIT PUTENFLEISCH UND SPINAT
FR	GRÜNER SMOOTHIE MIT GRÜNKOHL, AVOCADO UND LEINSAMEN.	KNOBLAUCHBUTTE RGARNELEN AUF ZUCCHININUDELN	PILZ-SPINAT-RISOTTO (OHNE MILCH)
SA	MANDELMEHL-PFANNKUCHEN MIT ECHTEM AHORNSIRUP	LANGSAM GEGARTER RINDERSCHMORBRATEN MIT WURZELGEMÜSE.	MAROKKANISCHES KICHERERBSEN-TAJINE MIT APRIKOSEN UND MANDELN.
SO	PROTEIN-SMOOTHIE MIT MANDELMUS UND HEIDELBEEREN	AUBERGINEN-KICHERERBSEN-EINTOPF MIT TOMATEN UND GEWÜRZEN.	KRÄUTERHÄHNCHEN UND SÜSSKARTOFFELN

4 Wöchentlicher Essensplan

	FRÜHSTÜCK	MITTAGESSEN	ABENDESSEN
MO	MANDELMEHL-PFANNKUCHEN MIT ECHTEM AHORNSIRUP	GEBACKENER HÜHNER- UND GEMÜSEEINTOPF	BLUMENKOHLSTEAK MIT CHIMICHURRI-SOSSE
DI	KOKOSMEHLWAFFELN MIT FRISCHEN BEEREN	QUINOA-SCHÜSSEL MIT GEGRILLTEM LACHS	ZITRONENGEBACKENER LACHS MIT BROKKOLI UND BLUMENKOHL.
MI	HAFERFLOCKEN-SCHÜSSEL MIT CHIASAMEN UND ZIMT	GEBRATENER HÜHNERSALAT MIT AVOCADO UND SONNENBLUMENKERNEN	INDISCH GEWÜRZTES LINSEN-DHAL MIT KOKOSREIS.
DO	FRITTATA MIT SPINAT, AVOCADO UND GETROCKNETEN TOMATEN	SHRIMPS SCAMPI MIT SPAGHETTI-KÜRBIS	ZUCCHINI-LASAGNE MIT PUTENFLEISCH UND SPINAT
FR	RÜHREI MIT PILZEN UND KARAMELLISIERTEN ZWIEBELN	VEGETARISCHE BUDDHA BOWL MIT GEWÜRZTEN KICHERERBSEN UND HUMMUS.	GRÜNES THAI-CURRY MIT GEMÜSE UND KOKOSNUSSMILCH
SA	SÜSSKARTOFFEL-TOAST MIT HUMMUS UND AVOCADO	KNOBLAUCHBUTTE RGARNELEN AUF ZUCCHININUDELN	SÜSSKARTOFFEL-LINSEN-AUFLAUF
SO	GRÜNER SMOOTHIE MIT GRÜNKOHL, AVOCADO UND LEINSAMEN.	SAISONALE GEMÜSE-MINESTRONE MIT BRÜHE AUS KNOCHEN	KNOBLAUCHGARNELEN IM SPANISCHEN STIL (GAMBAS AL AJILLO)

Umrechnungstabelle: US Customary, Imperial und Metrisches System

Gewicht

US-Gewohnheitsrecht	Kaiserlich	Metrisch
1 Unze (oz)	1 Unze (oz)	28 Gramm (g)
8 Unzen (1/2 Pfund)	8 Unzen	227 Gramm (g)
16 Unzen (1 Pfund)	16 Unzen (1 Pfund)	454 Gramm (g)
2 Pfund	2 Pfund	907 Gramm (g)

Volumen (Flüssigkeit)

US-Gewohnheitsrecht	Kaiserlich	Metrisch
1 Teelöffel (tsp)	1 Teelöffel (tsp)	5 Milliliter (ml)
1 Esslöffel (Eßl.)	1 Esslöffel (Eßl.)	15 Milliliter (ml)
1 flüssige Unze (fl oz)	1 flüssige Unze (fl oz)	30 Milliliter (ml)
1 Tasse	8 flüssige Unzen	240 Milliliter (ml)
1 Pint	20 flüssige Unzen	473 Milliliter (ml)
1 Quart	40 flüssige Unzen	946 Milliliter (ml)
1 Gallone	160 flüssige Unzen	3,8 Liter (L)

Volumen (trocken)

US-Gewohnheitsrecht	Kaiserlich	Metrisch
1/4 Tasse	K.A.	60 Milliliter (ml)
1/3 Tasse	K.A.	80 Milliliter (ml)
1/2 Tasse	K.A.	120 Milliliter (ml)
2 Tassen (1 Pint)	K.A.	480 Milliliter (ml)
4 Tassen (1 Quart)	K.A.	950 Milliliter (ml)

Temperatur

US-Gewohnheitsrecht	Kaiserlich	Metrisch
32°F	32°F	0°C
212°F	212°F	100°C
K.A.	K.A.	Formel: (°F - 32) × 5/9 = °C

Schlussfolgerung

Am Ende dieses Buches möchte ich Ihnen von ganzem Herzen dafür danken, dass Sie mir erlaubt haben, Sie auf diesem Weg zu begleiten. Das Schreiben dieses Buches war eine zutiefst persönliche Liebeserklärung, inspiriert von meiner Überzeugung, dass niemand die Herausforderungen des Hashimoto-Syndroms allein bewältigen sollte. Ich hoffe, diese Seiten waren mehr als nur ein Leitfaden - ich hoffe, sie haben sich wie ein Begleiter angefühlt, der Ihnen Unterstützung, Ermutigung und einen Weg nach vorne bietet.

Dies ist nicht das Ende - es ist der Beginn eines wunderschönen neuen Kapitels in Ihrem Leben. Die Heilung und das Gedeihen mit Hashimoto mag nicht immer einfach sein, aber jeder kleine Schritt, den Sie machen - sei es die Zubereitung einer nahrhaften Mahlzeit, ein Moment der Selbstfürsorge oder einfach die Anerkennung Ihrer Fortschritte - ist ein Sieg, der gefeiert werden sollte. Sie sind stärker und widerstandsfähiger, als Ihnen vielleicht bewusst ist, und Sie verdienen es, ein Leben voller Energie, Ausgeglichenheit und Freude zu führen.

Während Sie vorankommen, möchte ich Sie ermutigen, die zusätzlichen Ressourcen und Boni zu erkunden, die ich für Sie vorbereitet habe. Sie wurden entwickelt, um Sie auf diesem Weg weiter zu unterstützen, mit praktischen Werkzeugen und durchdachter Inspiration, um Ihre Reise noch reibungsloser zu gestalten.

Danke, dass Sie mir das Vertrauen schenken, Teil Ihrer Geschichte zu sein. Du sollst wissen, dass ich dich bei jedem Schritt auf deinem Weg anfeuere. Mein größter Wunsch ist es, dass Sie sich gestärkt, lebendig und tief mit dem Leben verbunden fühlen, das Sie aufbauen. Auf Ihre Gesundheit, Ihr Glück und die unglaubliche Reise, die vor Ihnen liegt.

Bonus

Ich freue mich, Ihnen ein wenig zusätzliche Unterstützung auf Ihrem Weg zu mehr Gesundheit anbieten zu können!

Scannen Sie einfach den QR-Code, um Bonus-Mahlzeitenpläne, zusätzliche Rezepte und praktische Hilfsmittel zu entdecken, die Ihren Weg zum Wohlbefinden noch einfacher und angenehmer machen.

bitly

Mit Liebe,

Mary Walker - Niklas Weissberg

Printed in Poland
by Amazon Fulfillment
Poland Sp. z o.o., Wrocław

54919502R00072